固形製剤とバイオ原薬の連続生産

Continuous Manufacturing of Solid Pharmaceutical Preparations and Biopharmaceutical Drug Substance

監修：竹内洋文
Supervisor：Hirofumi Takeuchi

シーエムシー出版

はじめに

　近年，製造業の未来を視野に入れた目標設定に関する各国での動きが目立つ。最も早くは，「第4次産業革命（Industry4.0）」としてドイツで，2011年にデジタル化AI活用を主眼とした効率化を目指した国家プロジェクトが開始された。アメリカでは，2014年に関連大手企業群による「IIC（Industrial Internet Consortium：インターネット・インダストリアル・コンソーシアム）」が新しいサービス提供を目指して動き始めている。さらに最近では，2015年に，「中国製造2025」がIT，電気自動車から，宇宙開発までの分野に関して，また2016年には，日本は「ソサイエティ5.0」として，10以上の産業分野における目標の明示化が，国家主導で進められている。

　医薬品の製造においても，これらに連携するように，連続生産の推進に大きな関心が集まっている。連続生産は，バッチ生産に比べて効率が良いことは以前より認識され，化学製品分野をはじめとする各種産業で進められている。医薬品製造においても，部分的な連続化（セミ連続）は進められている。医薬品製造における連続化においては，その品質担保が，当局の承認を得るうえでは大切であり，この部分で他産業と若干異なる進化をしてきたものと思われる。FDAはこのような医薬品製造の特異性に対して対応すべく，新技術を取り扱うETT（Emerging Technology Team）を結成し，そのプロセスの承認に対する検討をいち早くスタートした。欧州，日本でもそれぞれの当局は同様な動きをしている。実際，FDAにより2015年7月にVertex社が申請していた新薬の嚢胞性線維症治療薬「Orkambi」が初の連続生産として承認を受け，欧州EMAでも承認された。翌年にはJanssen社から，「Prezista」が米，欧で承認された。前者は，湿式造粒による間接打錠であり，後者は直接打錠であることから製剤の連続生産としては，それぞれ違った観点での興味がある。これらを含めこれまでに，米国では5品目の連続生産品が，欧州でも数品目が承認され，日本でもこれら海外の製造品の2品目が承認された。

　医薬品生産の連続化に関しては，製剤製造だけにとどまらず，原薬製造，さらには，最近の新薬の多くを占めるバイオ医薬品の生産にまで急速に話が進められている。バイオ医薬品開発に関しては，欧米の製薬会社に後れを取っていると言われている日本にこの連続生産の分野でリードすることができるか，期待がかかるところである。ただ，バイオ医薬品の連続生産に関しては，その製造に精製が加わり，多くの解決すべき問題が存在しているようである。

　本書は，このような本国では初期段階とも言える医薬品連続生産に関して，可能な限り多角的な観点での執筆をお願いした。いわゆる論文化，製品化等本来の目標に向けて多忙な中で執筆をお引受け頂いた著者の皆様には書面を借りて厚く御礼申し上げたい。我々は，同志と共に，医薬品連続生産の実現及び推進を考える会（CCPMJ）を昨年立ち上げた。我が国の連続生産を推進するためには多角的な情報共有が必要である。本書がその観点でも貢献できることを確信している。

2019年7月

岐阜薬科大学

竹内洋文

執筆者一覧（執筆順）

竹 内 洋 文　岐阜薬科大学　先進製薬プロセス工学研究室　名誉教授，
　　　　　　　特任・特命教授

田 原 耕 平　岐阜薬科大学　薬物送達学大講座　製剤学研究室　教授

松 井 康 博　大日本住友製薬㈱　技術研究本部　製剤研究所　主席研究員

大 島 正 裕　田辺三菱製薬㈱　サプライチェーン本部

吉 本 則 子　山口大学　工学部　応用化学科　准教授

山 本 修 一　山口大学　生命医工学センター　教授

田 中 伸 宏　三菱ケミカルエンジニアリング㈱　技術本部
　　　　　　　プロセスエンジニアリング部　解析グループ
　　　　　　　グループマネージャー

竹 田 浩 伸　三菱ケミカルエンジニアリング㈱　技術本部
　　　　　　　電計情報システム部　次長

河 野 浩 司　三菱ケミカルエンジニアリング㈱　技術本部
　　　　　　　電計情報システム部　博士（工学），シニア・エキスパート

長 田 智 之　三菱ケミカルエンジニアリング㈱　技術本部
　　　　　　　プロセスエンジニアリング部　部長代理

松 木 章 洋　三菱ケミカルエンジニアリング㈱　プロジェクト第一本部
　　　　　　　設備管理事業部　技術リーダー

原 田　　諒　㈱徳寿工作所　研究開発部

梶 田　　理　日曹エンジニアリング㈱　エンジニアリング部
　　　　　　　技術開発研究所　所長

長谷川 孝 夫　日本ポール㈱　バイオテック事業部　第一営業ユニット
　　　　　　　シニアスペシャリスト

近 藤 修 平　千代田化工建設グループ　千代田テクノエース㈱
　　　　　　　バイオ技術開発室　室長

石 井	明 子	国立医薬品食品衛生研究所　生物薬品部　部長
内 田	和 宏	㈱パウレック　技術本部　研究開発部　チーフエンジニア
浅 井	直 親	㈱ダルトン　パウダー・システム機器事業部　開発統括部 統括部長
北 村	直 成	㈱菊水製作所　常務取締役，工場長
西 村	英 之	㈱菊水製作所　技術部　設計電気課　サブリーダ
伏 見	伸 介	㈱菊水製作所　技術部　設計二課　リーダ
奥 本	一 尚	㈱菊水製作所　技術部　技研課
嶋 多	剛 介	㈱ユーロテクノ　専務取締役
杉 山	弘 和	東京大学　大学院工学系研究科　化学システム工学専攻 准教授
松 並	研 作	東京大学　大学院工学系研究科　化学システム工学専攻
服 部	祐 介	武蔵野大学　薬学研究所　薬学部　講師
大 塚	誠	武蔵野大学　薬学研究所　薬学部　教授
藤 沢	尚 人	横河電機㈱　ライフイノベーション事業本部 市場開拓センター　センター長
池 谷	勝 俊	テックプロジェクトサービス㈱　プロジェクト統括本部 医薬ファインプロジェクト部　副部長
阪 本	光 男	秋山錠剤㈱　品質保証部　製剤開発課　顧問
山 田	昌 樹	シミック CMO ㈱　執行役員　技術開発部長　兼 製剤開発センター長　兼　事業開発部担当部長
鈴 木	望	エボニック ジャパン㈱　ヘルスケア部 ビジネスマネジャー

目　　　次

第1章　連続生産の現状と展望

1　連続生産の進展と展望　田原耕平… 1
 1.1　はじめに ……………………… 1
 1.2　医薬品製造におけるバッチ式と連続式の比較 ………………… 2
 1.3　固形製剤化プロセスの連続化 …… 3
 1.4　連続式生産で承認された医薬品 … 3
 1.5　連続生産に関する海外の産学連携 ……………………………… 4
 1.6　日本国内の動向 ………………… 5
 1.7　原薬プロセスの連続化：フロー合成と連続晶析 ……………… 6
 1.8　連続一貫製造・モジュール化 …… 8
 1.9　装置の小型化とオンデマンド製造 ……………………………… 9
 1.10　新しい固形製剤プロセス ……… 10
 1.11　連続生産の課題と今後の展望 … 10
2　国内における医薬品連続生産の取り組み状況 ……………松井康博… 13
 2.1　緒言 …………………………… 13

 2.2　国内における連続生産の取り組み状況 …………………………… 13
 2.3　まとめ ………………………… 15
3　原薬連続生産の現状と課題 ……………………………大島正裕… 17
 3.1　はじめに ……………………… 17
 3.2　原薬連続生産の現状 ………… 18
 3.3　今後の原薬連続生産への期待 … 21
 3.4　おわりに ……………………… 24
4　バイオ医薬品精製プロセスの高度化・連続化 ……吉本則子, 山本修一 25
 4.1　はじめに ……………………… 25
 4.2　ダウンストリームプロセスとクロマトグラフィー ……………… 25
 4.3　等組成溶出クロマトグラフィープロセスの効率化 …………… 28
 4.4　吸脱着（段階溶出）クロマトグラフィープロセスの効率化 ……… 33
 4.5　まとめ ………………………… 35

第2章　低分子原薬からバイオ原薬まで，連続生産の実際

1　連続生産システム「PharmaStream®」
 …… 田中伸宏, 竹田浩伸, 河野浩司,
　　　長田智之, 松木章洋… 37
 1.1　PharmaStream®概要 ………… 37
 1.2　処方に適した機器選定のポイントと粉体シミュレーション技術の活用 …………………………… 37

 1.3　品質管理戦略の検討とソフトセンサー, RTD 実装化 …………… 40
 1.4　PharmaStream®における PAT システム ……………………… 42
 1.5　今後の展開 …………………… 45
2　小型連続晶析装置「リアクタライザー」………………原田　諒… 46
 2.1　背景 …………………………… 46

I

2.2	テイラー渦流と装置の特徴 ………	46	4.7	脱塩・バッファー交換工程の連続
2.3	晶析事例 …………………………	50		化 ………………………………… 70
2.4	まとめ ……………………………	54	4.8	おわりに ………………………… 71

3 高効率小型連続反応器「ミリリアク
　　ター」………………… 梶田　理… 55

3.1 はじめに ………………………… 55

3.2 「ミリリアクター」の基本概念と
　　　開発経緯 ………………………… 56

3.3 「ミリリアクター」混合性能につ
　　　いて ……………………………… 58

3.4 「ミリリアクター」を使用した反
　　　応例 ……………………………… 59

3.5 最後に …………………………… 62

4 抗体医薬連続製造のための「Cadence™」
　　製品シリーズ ………… 長谷川孝夫… 64

4.1 はじめに ………………………… 64

4.2 抗体医薬製造工程における単位操
　　　作 ………………………………… 64

4.3 細胞除去・回収工程の連続化 …… 65

4.4 クロマトグラフィー工程の連続化
　　　…………………………………… 67

4.5 ウイルス不活化工程の連続化 …… 68

4.6 濃縮工程の連続化 ……………… 69

5 連続生産による抗体製造プロセスの
　　効率化 ………………… 近藤修平… 73

5.1 はじめに ………………………… 73

5.2 バイオ連続生産の特徴 ………… 73

5.3 連続培養法 ……………………… 74

5.4 Capturing ……………………… 76

5.5 連続クロマトグラフィーの導入 … 77

5.6 連続 Batch Capturing 法を用い
　　　たプロセスの実際 ……………… 78

5.7 工場設計 ………………………… 79

5.8 終わりに ………………………… 80

6 バイオ医薬品の連続生産における品
　　質管理 ………………… 石井明子… 82

6.1 バイオ医薬品の連続生産 ……… 82

6.2 連続生産における品質管理に関す
　　　る規制文書 ……………………… 82

6.3 バイオ医薬品の連続生産における
　　　品質管理 ………………………… 84

6.4 おわりに ………………………… 87

第3章　固形製剤のための連続生産装置の開発

1 連続生産装置の開発「CTS-MiGRA
　　システム」……………… 内田和宏… 88

1.1 はじめに ………………………… 88

1.2 CTS-MiGRA システム概要 …… 88

1.3 装置構造 ………………………… 89

1.4 CTS-MiGRA ラボスケール …… 97

1.5 おわりに ………………………… 98

2 連続混合混練造粒乾燥システムの開
　　発「DOME-EX」……… 浅井直親… 99

2.1 はじめに ………………………… 99

2.2 連続造粒システムの特徴 ……… 99

2.3 混練および造粒・整粒ゾーン条件
　　　の顆粒への影響 ……………… 104

2.4 PAT の導入例 ………………… 106

2.5 おわりに ……………………… 109

3 直打連続生産システムの開発
　　……………… 北村直成，西村英之，
　　　　　　伏見伸介，奥本一尚… 110

II

3.1	はじめに …………………… 110	4	GEA 社における連続生産機器の開発
3.2	直打連続生産システム構成 ……… 110		……………… **嶋多剛介**… 120
3.3	定量フィーダの立ち上げと供給性	4.1	連続生産機器開発の経緯 ……… 120
	能 ……………………… 111	4.2	ConsiGma25 湿式造粒打錠ライン
3.4	連続混合機（CRATER/ARIES		……………………… 120
	CRA-RIS, クラリス）の混合性	4.3	CDC50 直打ライン ………… 122
	能 ……………………… 113	4.4	連続生産用打錠機・コーティング
3.5	NIR による主薬濃度の確認 …… 115		機 ……………………… 123
3.6	連続混合生産量に応じた打錠ス	4.5	連続生産の長所 …………… 124
	ピードの調整 …………… 116	4.6	生産機と R&D 機 ………… 126
3.7	滑沢剤の直前混合 ………… 117	4.7	プロセスの状況把握に優れた操作
3.8	混合顆粒の打錠特性とその錠剤物		画面とトレンドグラフ …… 127
	性 ……………………… 118	4.8	最後に ………………… 129
3.9	おわりに ………………… 119		

第4章　連続生産実現のための制御・支援技術

1	連続生産を対象とするプロセスシス	3.2	連続生産を可能とするためのイン
	テム工学研究		ラインリアルタイムモニタリング
	………… **杉山弘和, 松並研作**… 130		技術 …………………… 148
1.1	はじめに …………………… 130	3.3	バイオ医薬品の連続生産に向けた
1.2	経済性評価の研究例 ………… 130		品質安定化に向けた取組み …… 149
1.3	品質評価の研究例 ………… 134	3.4	ペプチド合成における品質監視制
1.4	おわりに ………………… 138		御に対する取組み ………… 152
2	連続生産プロセスにおける PAT	3.5	実生産へと繋げる連続生産システ
	…………… **服部祐介, 大塚　誠**… 140		ムに対する取組み ………… 154
2.1	はじめに …………………… 140	3.6	おわりに ………………… 155
2.2	モニタリングツール ………… 141	4	連続生産の開発から商用生産に向け
2.3	連続生産制御のための PAT …… 142		たアプローチと事例 ……**池谷勝俊**… 157
2.4	Real time release testing …… 143	4.1	はじめに～原薬連続生産における
2.5	Feedforward control ……… 144		課題 …………………… 157
2.6	まとめ ………………… 146	4.2	"R&D エンジニアリング"とは … 157
3	連続生産におけるシステム化のアプ	4.3	"R&D エンジニアリング"のアプ
	ローチ …………… **藤沢尚人**… 148		ローチ ………………… 158
3.1	はじめに ………………… 148		

4.4	"R&D エンジニアリング"の実施事例 …………… 159	

4.5 原薬連続生産における"R&D エンジニアリング"の実施例 ………… 162

4.6 おわりに ……………………… 164

第5章　連続生産への様々な取り組み

1 医薬品の連続生産プロセスの構築 ………………… 阪本光男… 165

1.1 はじめに ……………………… 165

1.2 連続生産の特徴と課題 ………… 165

1.3 連続生産への取り組みの現状 …… 168

1.4 おわりに ……………………… 173

2 CMO の取り組み戦略 … 山田昌樹… 176

2.1 はじめに ……………………… 176

2.2 連続生産設備に関して ………… 177

2.3 連続生産の製剤設計に関して …… 178

2.4 CMO としての戦略：製剤設計 … 178

2.5 CMO としての戦略：設備導入 … 179

2.6 CMO としての受託戦略 ………… 180

3 有機金属反応のための連続製造プロセスの開発 ………… 鈴木　望… 183

3.1 はじめに ……………………… 183

3.2 連続工程の利点 ………………… 183

3.3 従来の化学研究室および連続プロセス研究室 ………………… 184

3.4 ケーススタディ：有機金属反応からの連続製造プロセスの開発とワークアップ ……………………… 185

3.5 結論・アウトルック …………… 190

第1章　連続生産の現状と展望

1　連続生産の進展と展望

田原耕平[*]

1.1　はじめに

　近年，伝統的なバッチ製造法が好まれていた医薬品製造において，連続生産システムの導入が注目されている。現状のバッチ製造に大きな問題があり連続生産が注目されているわけではなく，プロセス解析工学（PAT：Process Analytical Technology）やフロー合成など連続生産に必要な技術や科学が成熟してきたため，製造法候補の一つとして選択できるようになったと思われる。連続生産は低分子医薬品に限らず，バイオ医薬品でも注目され研究開発が進んでいるが，本稿では一部実用化されている低分子医薬を中心に記述する。

　一般的な低分子医薬品の製造方法は，原薬（API：Active Pharmaceutical Ingredient）を製造するための原薬プロセスと，品質規格をクリアした原薬を目的の剤形に加工する製剤化プロセスから構成される。原薬プロセスは反応—抽出・置換—晶析—ろ過—乾燥から構成されることが多い。製造された原薬は一時的に保管され必要に応じて製剤化工程へ搬送される。医薬品剤形の中で最も多い錠剤の製剤化プロセスは，破砕—造粒—混合—打錠—コーティングの単位操作から構成される。このように，医薬品の生産では原薬から製剤化プロセスまで数多くのバッチ単位操作が必要であるため，連続化を含むプロセス強化（Process Intensification）により，高品質を担保しつつ高効率な生産とサプライチェーンを達成しようという議論が盛んになっている[1]。

　連続生産が注目されている背景には，FDA（米国食品医薬品局）をはじめ規制当局側がこの新しいテクノロジーに積極的な姿勢を見せていることが大きい[2]。2018年の医薬品規制調和国際会議（ICH）神戸会合でICH Q13（Continuous Manufacturing of Drug Substances and Drug Products；原薬及び製剤の連続生産）がトピックとして正式に取り上げられ，国際調和ガイドラインの作成がスタートした。

　インフルエンザのような流行がある疾患に対する医薬品の需要は予測が困難であるため，医薬品の不足が発生しやすく，特にパンデミックのような緊急事態に直面した時，大型バッチ設備よりも連続式のほうがフレキシブルな生産に対応しやすい。海外製の原薬や後発品の品質への不安もFDAが連続生産を推進する背景にあり，連続生産の場合，PATによるリアルタイムモニタリングが実施しやすいことから，高度な品質管理が期待できる[3]。

---

　[*]　Kohei Tahara　岐阜薬科大学　薬物送達学大講座　製剤学研究室　教授

1.2 医薬品製造におけるバッチ式と連続式の比較

　反応器（生産装置）に対し，原料を投入し反応させ，生成物を回収（抜出）する方法により，①バッチ式（回分式），②連続式（フロー），③セミバッチ式（半回分，半連続）に大別できる（図1）。バッチ式は，全原料を一度に投入し一定時間装置内で反応を行い，反応後製品を回収する。連続式は連続的に原料を投入し，反応も回収も連続的に行うもので，操作に途切れがない。セミバッチ式は連続的に原料を投入すると同時に反応も開始し，投入した全原料の反応が終了した後，製品を抜き出すのが特徴である[3]。

　固形製剤の製剤化工程における各単位操作に着目するとバッチ式と連続式の両方があり，これらの組み合わせで全体が構成されている。例えば，攪拌造粒や流動層造粒はバッチ式であり，乾式造粒機のローラーコンパクタやロータリー打錠機は連続式である。現在の（低分子）医薬品連続生産は全プロセスを一貫して連続式にしようとするものである。

　バッチと連続生産の特徴の比較を表1に示す[4]。バッチ式の欠点は商用生産においてスケールアップ検討が必須な点であり，時間も費用も必要となる。特に医薬品原薬は他の化成品原料と比較し単価が非常に高いため，大型設備で何度も製造検討を行うことは経済的に大きな痛手となる。連続式の場合，研究開発時の機器と商用生産での機器が同じ原理であれば，スケールアップ検討が不要となることもあり，新薬開発のスピードを求める製薬企業にとっては大きな

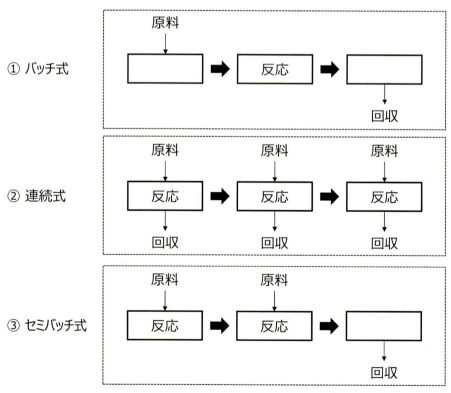

図1　バッチ式，連続式，セミバッチ式の比較[3]

第1章　連続生産の現状と展望

表1　医薬品製造におけるバッチ生産と連続生産の比較[4]

（文献4の表を一部改訂）

	バッチ生産	連続生産
ロットサイズ	機器の容量に依存する	稼働時間（又は処理速度）を変えることで柔軟に変更できる
製品開発手法	・開発段階から商用生産の間で機器のスケールアップが必要であり，原薬量や機器のスケールにより商用生産スケールで収集できるデータは制限される ・開発から商用生産に至るまで，ロットサイズごとに検証作業が必要になる	・開発時と商用生産の機器が同じ操作原理の場合，少ない原薬量にて商用生産でのデザインスペースを短期間で確立できる ・<u>開発時の機器を商用生産時の機器と合わせることで，速やかな商用生産化が可能である</u>
製品品質	単位操作の終了時又はロット全体としての評価になるため，品質への影響が認められた場合は，そのロット全体に影響を及ぼす可能性がある	<u>製造中に常時モニタリングを行うことで，管理基準外の中間製品等を最小限の単位で系外へ除去することが可能なため，ロット全体への影響を未然に防ぐことができる可能性がある</u>
出荷試験	・通常（従来法）は製造後に品質管理室で行われる ・QbDアプローチではリアルタイムリリース試験（Real Time Release Testing：RTRT）の採用が可能	<u>プロセス解析工学（PAT）の工程管理が多く</u>RTRTを採用しやすい
製造設備	ロットサイズに応じて複数の設備が必要	・稼働時間の延長でロットサイズを大きくできるため，ロットサイズによらず同一の製造設備で対応可能 ・設備の縮小化，省スペース化が可能

メリットとなる。

1.3　固形製剤化プロセスの連続化

　錠剤の製剤化プロセスを連続化したシステムはすでに実用化されており，粉体混合—造粒—乾燥—打錠—コーティングなどの工程が，様々な工夫でつなぎ合わされている。GEA社のConsiGma™ がこの分野のパイオニアであり，現在連続生産で製造され認可されている薬剤はGEA社のシステムが採用されていると考えられる。日本の製造機器メーカーもGEA社に続いて固形製剤の連続生産製造システムを開発した。パウレック社のCTS-MiGRAシステムでは連続方式もしくはバッチ連続方式の各粉体単位操作を組み合わせ，原料粉体の供給から打錠・コーティングまで人の手が介在することなく処理できる。

1.4　連続式生産で承認された医薬品

　FDAは連続生産の活用を後押ししており，連続式の製剤化プロセスで製造された医薬品が

複数承認されている。2015年7月には連続方式で生産されたVertex Pharmaceuticals社の嚢胞性線維症治療薬Orkambiが承認された。2016年4月には，Janssen社がバッチ式により製造していたHIV治療薬Prezistaの連続生産方式への変更が承認された。Prezistaの連続生産設備はプエルトリコの工場にあり，2017年6月にはEMA（欧州医薬品庁）からも承認を受けた。2018年以降も複数の医薬品が承認されている。

2019年6月現在，日本（PMDA）においては連続生産技術で製造された製品が2品目承認されており，Eli Lilly社のVerzenio錠が新薬として，Janssen社のTramcet配合錠がバッチ生産から連続生産方式に切り替えて承認を受けた。パイオニアのVertex社以外はメガファーマが連続生産について先行しているが，日米欧で連続生産の医薬品が承認されたことから，少なくとも固形製剤の製剤化プロセスに関しては連続化において規制が大きな障壁になることはないであろう。

一方，製薬会社の立場から考えると，すでにバッチ式で製造販売している医薬品を連続式に切り替えることは，設備投資などがネックとなり体力のあるメガファーマ以外は躊躇することが予想される。新薬開発の可能性が浮上するタイミングで，その製造法の選択肢の一つとして連続生産が候補に挙がるよう，環境や技術を整備することが今後の普及の鍵となると思われる。

1.5 連続生産に関する海外の産学連携

Novartis社と米国マサチューセッツ工科大学（MIT）が連続生産技術開発で10年間の共同研究（Novartis社が6,500万ドルを出資）を2007年から開始し，Novartis-MIT Center for Continuous Manufacturingが設立された。この共同研究の目的は，APIの合成から製剤化までがインテグレートされた連続生産システムの開発である。最終的な目標として1本の筒の入口に原料が投入され，出口から錠剤が回収されるNovartis-MITのBlue Sky Vision（Blue Line）が提案された。一方，Blue Lineは理想的ではあるが解決すべき課題が多いため，まずはNovartis社の一製品（アリスキレンフマル酸塩酸塩）の合成，晶析精製，固形製剤（錠剤）化までを連続的に製造できるプロトタイプ（Red Line）の開発に注力した[5]。Red Lineの開発時に培われた経験や技術を基に，Continuus Pharmaceuticals社が米国ボストン郊外に設立されている。合成から製剤化までの連続プロセス化は，規制面での議論や変更が必要となると思われるが，医薬品連続生産の最終的な目標であろう。フロー合成による原薬製造と固形製剤化をシームレスに行う場合，中間体（API）の品質管理もPATによるプロセスモニタリングを中心に行う必要があると考えられる。

2014年にはMITの主導で第1回の医薬品連続生産に関する国際シンポジウムが開催され，連続生産に関するホワイトペーパー（J.Pharm.Sci.2015.volume 104, issue 3, Special Topic Commentaries）が提示されている。2016年9月には第2回のシンポジウムがボストンで行われレギュラトリーホワイトペーパーがまとめられた。2018年10月には第3回の会議がロンドンで開催された。

第1章　連続生産の現状と展望

ラトガース大学，パーデュー大学，ニュージャージー工科大学，プエルトリコ大学を中心とするコンソーシアムである C-SOPS（Center for Structured Organic Particulate System）が 2006 年に設立された。Janssen 社は，HIV 治療薬 Prezista の製造プロセス開発において，C-SOPS と連携し直接打錠による連続生産の実用化に取り組んだ。2011 年には英国において，CMAC（Centre for Innovative Manufacturing in Continuous Manufacturing and Crystallisation）が設立され，晶析の連続プロセス化や粒子設計を中心に，化成品の連続生産に関する研究が産官学の連携により行われている。

1.6　日本国内の動向

2015 年 9 月には日本製薬工業協会の製剤研究部会において連続生産プロジェクトが立ち上がり，製薬会社の視点から規制上の課題を中心に取り組んでいる。粉体工学会製剤と粒子設計部会の標準処方研究フォーラムでは，2015 年から国内の製造装置メーカーが開発した連続生産装置について連続造粒を中心に検討を行っている。FDA と同様に日本の医薬品製造の審査承認を行う PMDA（医薬品医療機器総合機構）においても，連続生産に対し前向きな姿勢を見せている。2016 年 7 月には PMDA 内に「革新的製造技術ワーキンググループ」が立ち上がり，連続生産に関する規制上の方針について議論がされている。

2016 年 8 月には AMED（国立研究開発法人日本医療研究開発機構）の支援を受け，「医薬品の連続生産における品質保証に関する研究班」（班代表：PMDA 松田嘉弘）が立ち上がった。この研究班の 2016 年度の成果として「連続生産に関する Points to Consider（留意事項）」文書がまとめられた[4]。連続生産における主要な課題として，①管理戦略（Control Strategy），②ロットの定義，③プロセスバリデーション，④安定性試験がピックアップされ，研究班における産官学での議論を基に現時点での考慮すべき主要な事項が示された。連続生産の管理戦略では，PAT ツールや滞留時間分布（RTD：Residence Time Distribution）モデルなどで製造工程の動的特性を把握し，管理できた状態（State of Control）を保証することが重要となる。

連続生産においてもロットを定義することができ，バリデートされた範囲内で稼働時間（及び処理速度），製造量，原材料の仕込み量などで規定できる。プロセスバリデーションや安定性試験については基本的には従来のバッチ方式と同様の考え方が適用されるが，科学的根拠に基づく柔軟な対応の可能性も示唆されている。

AMED 研究班において 2017 年度には連続生産における管理できた状態と定常状態（Steady State）の違いや関係について整理された[6]。定常状態とは不変で安定な状態を指し，管理できた状態とは，外乱により変動が生じた場合，時間的に変動する状態であっても管理幅（製品品質を保証できる幅）内での変動に留まる状態を指す（図 2）。連続生産では系が不変となる定常状態を維持することは重要であるが，製造プロセスの稼働性能及び目的とする製品品質を恒常的に保証できる「管理できた状態」下での運転が必須である。

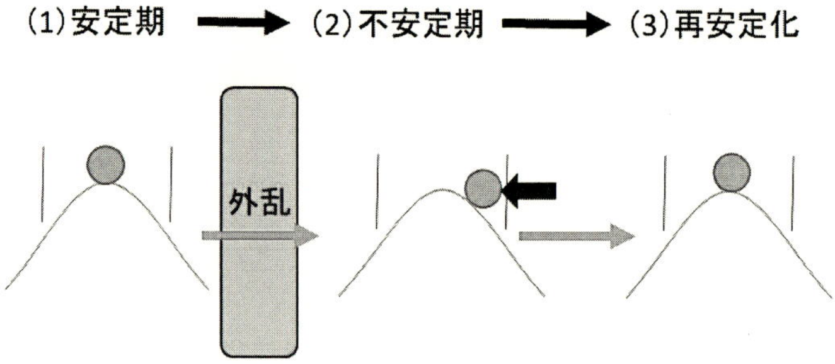

固形製剤とバイオ原薬の連続生産

(1)安定期 ➡ (2)不安定期 ➡ (3)再安定化

外乱

図2　管理できた状態（State of Control）の概念図[6]
（出典：文献6の図1）

1.7　原薬プロセスの連続化：フロー合成と連続晶析

　低分子医薬品の製剤化工程の連続化が実用化された現在，次の目標は原薬プロセスの連続化である。原薬プロセスは反応—抽出・置換—晶析—ろ過—乾燥であり，上流の合成工程では溶液を，晶析工程ではスラリー（懸濁液）を扱う場合がほとんどである。粉体を取り扱う固形製剤の製剤化工程よりも，液体が移動する原薬プロセスの方が連続式に適しているとも考えられ，フロー合成や連続晶析の研究開発も盛んに行われている。

　連続式のリアクターには，完全混合槽型反応器（CSTR：Continuous stirred-tank reactor）と管型反応器（PFR：plug-flow reactor）があり（図3），これらの組み合わせで原薬プロセスの完全連続化が可能となる[7]。マイクロリアクタもPFRの一種であり，その特徴からバッチでは困難な反応を達成できることも多い。しかし，マイクロリアクタを実生産に導入しようとする場合，反応容器の数を増やして生産量を上げるナンバリングアップが必要になるが，コスト面から考えて実用的ではないと思われる。医薬品のフロー合成ではマイクロチャネルよりも大きい直径を持ち多量の反応処理が可能なチューブ内での反応が望ましい。また多段階フロー合成時の液—液分離をフローで行うことも課題である。Zaiput社からは膜分離を基盤とする非混和性液の連続フロー分離装置が販売されている[8]。

　PFRは閉塞が問題となることが多いため，スラリーを扱う結晶化工程ではCSTRとしてMSMPR（mixed suspension mixed product removal）が採用される傾向にある（表2）。晶析プロセスは大きく分けて①結晶化，②ろ過，③乾燥の三つの工程からなる。よってMSMPRにより結晶化工程のみを連続式にするだけでなく，ろ過・乾燥装置の連続化または高効率化を目指した改良も課題である。Continuus Pharmaceuticals社は，連続晶析後の連続ろ過にはロータリーフィルターを，連続乾燥にはドラムドライヤーを採用している。一方で，結晶化により回収される医薬品結晶は微細で針状結晶のものも多く，その場合ろ過膜の閉塞や装置への結晶の付着が問題となり，装置の改良だけでは問題解決が困難な場合がある。

　筆者等は，薬物の晶析中に球形の造粒物が得られる球形晶析法に着目し，MSMPRによる連続プロセス化を試みている[9]。モデル薬物として水溶性のサルブタモール硫酸塩を使用した。

6

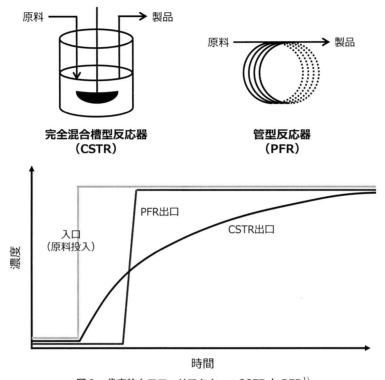

図3　代表的なフローリアクター：CSTRとPFR[1)]

表2　MSMPRとPFRの特徴[7)]

	MSMPR	PFR
滞留時間	数十分〜数時間	数秒〜数十分
流れの状態	乱流	層流
閉塞	起きにくい	起きやすい
温度制御	徐々に変化	急速に変化
溶媒組成	徐々に変化	一気に変化

　球形晶析法の一種であるエマルション溶媒拡散法を利用することにより、サルブタモール硫酸塩の晶析と同時に球形造粒物を調製することができる（図4）。界面活性剤を含む酢酸エチル中に、原薬溶液を撹拌下滴下することで、液中で瞬間的に疑似エマルション（w/o）が生成する。その後、一時的に生成した液滴内で水と酢酸エチルの相互拡散が起こるため液滴内での溶解度が減少し、その結果球形造粒物が析出する。筆者等はMSMPRによりエマルション溶媒拡散法の連続プロセス化が可能であることを見出した。また、連続球形晶析においても不純物の除去が可能であり、不純物と複合体を形成する化合物を添加することで、原薬顆粒純度を大

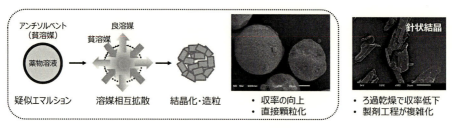

図4 球形晶析法によるサルブタモール硫酸塩造粒物の調製[9]

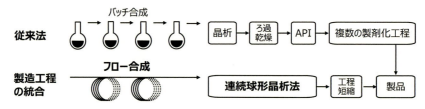

図5 フロー合成と連続球形晶析法による統合型医薬品生産システム

幅に向上させることに成功した[10]。原薬の球形顆粒を晶析プロセスでダイレクトに連続的に調製できるMSMPR連続球形晶析法は，フロー合成と組み合わせることで医薬品製造プロセスを大幅に短縮し効率化できる可能性を有する（図5）。

1.8 連続一貫製造・モジュール化

原薬プロセスと製剤化プロセスの両方において，製造中の人的介在が必要なく医薬品の製造を完全自動化できるシステムが理想的である。全工程の封じ込め処理が可能になれば，作業者への曝露が懸念される抗がん剤のような高薬理活性原薬（HPAPI：High Potency Active Pharmaceutical Ingredient）の製造や製剤化も容易となるであろう。化合物の合成から錠剤化までをシームレスに連続製造可能な装置は一部すでに技術的には実現しており[5]，Continuus Pharmaceuticals 社がその技術を取り扱っている。規制面での議論や変更は今後必要であるが，原薬合成から製剤化までの一貫製造は医薬品連続生産の最終目標であると思われる。

連続生産は，石油化学や食品分野では一般的な生産方法であり，これらの分野では通常一つの装置で同じものを長時間（場合によってはメンテナンス時以外一年中），大量生産する場合に連続式が採用される。医薬品の場合は連続生産の導入により，生産性の向上といった側面もさることながら，スケールアップ回避の可能性，製造自動化，PATによる高品質管理，省スペース化，フレキシブルな生産などの面からも注目を集めている。一つの製造装置で同じ医薬品を休みなく生産し続けるより，将来的にはなるべく多くの種類の医薬品製造に対応できることが望ましい。原薬，製剤化プロセスのいずれの場合においても，複数の反応工程や単位操作が必要であるため，これらの機能をモジュール化することで多くの品目に対応できる装置をデザイ

ンすることも重要な課題である。

1.9 装置の小型化とオンデマンド製造

バッチ方式で製造量を増やすには，設備をスケールアップする必要があるが，連続式では製造時間を延ばせば回収量もそれに伴い増えるため，装置を大型化する必要がない。すなわち，連続生産により製造設備を小型化（small footprint）できるメリットがある。連続式ではバッチ方式と比較し，同等以上の生産能力で敷地面積，部屋数などを半分以上減らすことができると言われている。

ファイザー社，GEA 社，G-CON 社の三社は経口固形製剤のオンデマンド製造（Production-on-Demand）が可能な小型プラントの開発を行った。本装置のコンセプトである Portable, Continuous, Miniature & Modular の頭文字をとって PCMM と呼ばれるこの小型プラントは，固形製剤の連続製造システムの各モジュールを製造サイトに直接運び組み立てることができ，通常の工場では建設から製造開始まで数年かかるところを，PCMM では約1年で完了できると報告されている[11]。

アメリカ国防高等研究計画局（DARPA）の研究で戦場での医薬品製造供給（Battlefield Medicine）を目指した Pharmacy-on-Demand（POD）プロジェクトが MIT において行われ，本プロジェクトには筆者も携わった。API のフロー合成，連続晶析精製，製剤化の各モジュールを小型化し，これらを冷蔵庫サイズの枠組に組み込むことで end to end で一貫した連続自動製造が可能であることが報告されている[12]。このような装置が実用化された場合，軍

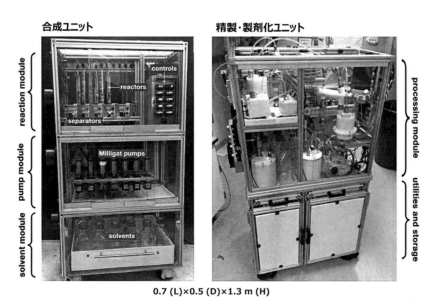

0.7 (L)×0.5 (D)×1.3 m (H)

図6 二つのユニットから構成されるモジュール式オンデマンド医薬品小型製造装置[13]
（出典：文献 13 の Fig.1）

隊での使用だけでなく，個々の患者に最適なオーダーメード製剤の製造などにも応用される可能性がある。現在はこのシステムがさらに小型化され[13]，各々の大きさが 0.7 (L)×0.5 (D)× 1.3 m (H) の合成ユニットと精製・製剤化ユニットにより複数の医薬品が連続的に自動で製造できることも示されている（図6）。

1.10 新しい固形製剤プロセス

固形製剤の製造プロセスの連続化を試みる場合，既存の粉体単位操作をつないで全体を連続化することが現実的な手法であり，上述のようにすでに商用で活用されている。一方，伝統的な混合，造粒，乾燥，打錠などの単位操作を根本から見直し，新しい技術で効率的に錠剤を製造する手法も提案されている。

また，不均一系の粉体原料の連続化ではなく，液体原料を直接固形化するプラスチックなどの成形技術を医薬品分野に活用したほうが効率的であり，含量均一性も担保しやすいという考え方もある。錠剤化には古典的な圧縮成形（打錠）ではなく溶融押し出し・射出成形（melt-extrusion/injection molding）などが検討されている[5]。また，薬物溶液からダイレクトに錠剤化する方法として，薬物・高分子溶液から調製したフィルム（キャスティング法）やファイバー（エレクトロスピニング法）を利用して錠剤様に形成する技術も提案されている[14]。フレキソ印刷やインクジェット印刷技術を応用し，可食フィルムに API を印刷する技術も報告されている[15]。

1.11 連続生産の課題と今後の展望

原薬及び製剤化プロセスを連続式にする基礎的な技術基盤は確立されつつあり，全工程を統合し自動化することは不可能ではない。バッチ式，セミバッチ式，連続式のいずれにおいても長所短所があるため，製造効率と品質保証を最大化できるよう製造方式を選択し，有機的に組み合わせることが重要である。

連続式の製剤化プロセスはすでに実用化されており，今後は PAT ツールや RTD モデルによる品質管理やレギュレーション対応などが主要な課題となるであろう。具体例として製剤化（粉体）プロセスにおける PAT 技術の課題を挙げる。主に近赤外分析（NIR）から得られたスペクトル情報をケモメトリックスによるデータ解析により粉体工程の評価が行われている。低含量製剤は検出が難しい場合があり，製品によって最適なデータ解析法が異なることも予想され，独自のアルゴリズムによる解析プログラムを開発する必要があるかもしれない。

PAT ツールとして使用可能な NIR 分光器や粒度分布モニタリング装置の価格も安くはない。生産プロセス中における PAT ツールを増やせば増やすほど，高度な品質管理が可能となるかもしれないが，連続式製造装置にかかるコストが膨大になってしまう。連続生産では PAT を中心とした必要十分な品質管理の見極めが必要である。

PAT を製剤開発段階から適用し，データを蓄積することによって工程理解を深めることが

できる。一方で，当初は必要と考えていた PAT ツールに関して，プロセス理解が進むにつれて必ずしも必要がなくなるかもしれない。製剤化だけでなく原薬プロセス，そしてバイオ医薬品原薬の連続生産においても，科学的根拠に基づいた必要十分で柔軟な PAT による品質管理の確立は重要な課題である。

連続生産の場合，リアルタイムで品質を管理する必要があるためバッチでの抽出検査と比較しその情報量は格段に大きくなる。また連続プロセス化の先には，全工程の自動化や人工知能（AI）による製造管理なども視野に入ってくることから，データサイエンスの知識や経験が重要となる。

高品質な医薬品を効率的に製造できる革新的な技術に対して，FDA や PMDA など規制当局側はこれまでになく積極的な姿勢を見せている。これは新しいテクノロジーを医薬品製造分野に導入できる大きなチャンスであり，これまで以上に積極的な異分野交流や産官学共同研究が重要となる。

文　　献

1)　田原耕平, 化学装置, **60**(7), 17-22（2018）

2)　Lee SL, O'Connor TF, Yang X, Cruz CN, Chatterjee S, Madurawe RD, Moore CMV, Yu LX, Woodcock J, *J. Pharm. Innov.*, **10**(3), 191-199（2015）

3)　田原耕平, *Pharm Tech Japan*, **33**(2), 9-13（2017）

4)　松田嘉弘, 平成 28 年度 医薬品の連続生産における品質保証に関する研究「連続生産に関する Points to Consider」文書, 国立研究開発法人日本医療研究開発機構 医薬品等規制調和・評価事業 医薬品の新規開発と製造変更における品質管理手法に関する研究

5)　Mascia S, Heider PL, Zhang H, Lakerveld R, Benyahia B, Barton PI, Braatz RD, Cooney CL, Evans JM, Jamison TF, Jensen KF, Myerson AS, Trout BL, *Angew. Chem. Int. Ed. Engl.*, **52**(47), 12359-12363（2013）

6)　松田嘉弘, 平成 29 年度 医薬品の連続生産における品質保証に関する研究「医薬品の連続生産における管理できた状態（State of Control）とは」, 国立研究開発法人日本医療研究開発機構 医薬品等規制調和・評価事業 医薬品の新規開発と製造変更における品質管理手法に関する研究

7)　古田雅士, 田原耕平, *Pharm Tech Japan*, **33**(12), 2599-2606（2017）

8)　Adamo A, Heider PL, Weeranoppanant N, Jensen KF, *Ind. Eng. Chem Res.*, **52**(31), 10802-10808（2013）

9)　Tahara K, O'Mahony M, Myerson AS, *Cryst. Growth Des.*, **15**(10), 5149-5156（2015）

10) Tahara K, Kono Y, Myerson AS, Takeuchi H, *Cryst. Growth Des.*, **18**(11), 6448-6454 (2018)

11) Blackwood D, editor Portable, Continuous, Miniature and Modular (PCM&M) Approach to Redefining the Development and Manufacturing Paradigm. 50th AAPS Arden Conference; 2015 2015/3/17; Baltimore.

12) Adamo A, Beingessner RL, Behnam M, Chen J, Jamison TF, Jensen KF, Monbaliu J-CM, Myerson AS, Revalor EM, Snead DR, Stelzer T, Weeranoppanant N, Wong SY, Zhang P, *Science*, **352**(6281), 61-67 (2016)

13) Zhang P, Weeranoppanant N, Thomas DA, Tahara K, Stelzer T, Russell MG, O'Mahony M, Myerson AS, Lin H, Kelly LP, Jensen KF, Jamison TF, Dai C, Cui Y, Briggs N, Beingessner RL, Adamo A, *Chemistry-A European Journal*, **24**(11), 2776-2784 (2018)

14) Jensen K, editor Continuous Manufacturing and Its Implementation into the Pharmaceutical Industry, An Academic Perspective 50th AAPS Arden Conference; 2015 2015/3/17; Baltimore.

15) Vakili H, Wickstrom H, Desai D, Preis M, Sandler N, *Int. J. Pharm.*, **524**(1-2), 414-423 (2017)

2　国内における医薬品連続生産の取り組み状況

松井康博[*]

2.1　緒言

　筆者がこの節を執筆している 2019 年 6 月現在，本邦でベージニオ®錠（日本イーライリリー㈱）およびトラムセット®配合錠（ヤンセンファーマ㈱）の 2 品目が連続生産で製造販売承認を受けている。ベージニオ®錠は新有効成分含有医薬品，トラムセット®配合錠はバッチ生産から連続生産への一部承認事項変更である。一方，米国では新医薬品またはバッチからの製造方法変更を含めてこれまでに 5 品目（Orkambi®，Prezista®，Verzenio®，Symdeko®，Daurismo®）が連続生産で承認を受けている[1]。これらの製品は経口固形製剤であり，固形製剤で連続生産方式の導入が広く進んでいることが伺える。一方で，最近では原薬の製造プロセス[2]やバイオ医薬品[3]への連続生産適用の動きが活発になっている。技術面で医薬品へ連続製造技術の適用が進んでいる一方，レギュラトリーの観点で全世界における共通の認識がないことが連続生産の更なる普及に関して課題であると考えられる。レギュラトリーに関しては，2018 年 6 月に米国医薬品食品局（FDA）の提案により，Q13（原薬および製剤の連続生産）が医薬品規制調和国際会議（ICH）の新規トピックとして採択された。2018 年 11 月のシャーロット会議でコンセプトペーパーおよびビジネスプランが採択され，新ガイドライン制定にむけた専門家会議がスタートした。本節では，上で述べたような状況をふまえて主に低分子化合物の製剤について，国内における技術面および規制面での連続生産に関する取り組みについて解説を行う。

2.2　国内における連続生産の取り組み状況

2.2.1　日本製薬工業協会 品質委員会 製剤研究部会 連続生産プロジェクト[4~6]

　連続生産への関心が高まるにつれて，製薬企業内で連続生産を適用するために技術面および規制面での留意点を明確化する要望が多くなってきた。このような状況の中で，日本製薬工業協会 品質委員会 製剤研究部会（以下，製薬協）で連続生産プロジェクトが 2015 年 9 月に立ち上げられた。当初は 16 社 21 名であったが，2019 年 6 月現在で 19 社 23 名が参加している。2016 年 8 月に AMED の分担研究として松田嘉弘（独）医薬品医療機器総合機構 スペシャリスト（品質担当）をリーダーとする「医薬品連続生産における品質保証に関する研究」（詳細は後述する）がスタートしたが，製薬協 連続生産プロジェクトからは 7 名（発足当時。2019 年 4 月現在は 9 名。）が同研究班に参画して成果物の創出に大きく貢献をしている。また，2017 年度からの活動として，厚生労働科学研究班作成の「サクラ開花錠 P2 モック」を土台にした連続生産の P2 モック文書の作成について議論および検討を進めている。さらに，2018 年 11 月に ICH で連続生産がトピック化（Q13）されたことから，製薬協から Q13 専門家会議に参加して

---

　[*]　Yasuhiro Matsui　大日本住友製薬㈱　技術研究本部　製剤研究所　主席研究員

いる専門家を支援する活動も行っている。

2.2.2 PMDA 革新的製造技術ワーキンググループ[7, 8]

近年の技術革新により，医薬品製造にこれまでにない製造技術の導入が活発化している。このような状況を鑑み，PMDA 内で革新的な医薬品製造技術に対する審査および GMP 調査に関する検討を行い，適切な品質を確保しつつ革新的製造技術の導入を促進するために，2016 年 7 月に革新的製造技術ワーキンググループが設立された。革新的製造技術ワーキンググループには，新薬審査第一〜五部（品質分野），再生医療製品等審査部，ジェネリック医薬品等審査部，医薬品品質管理部，研究支援・推進部等が関連している。海外および国内での連続生産への注目が高まっており本邦においても連続生産の適用が進んでいることから，直近の活動としては主に連続生産に関する規制上の課題について検討を行う予定とされている。革新的製造技術ワーキンググループでは先述した AMED 研究班で取りまとめた「連続生産の Points to consider」文書から PMDA としての連続生産に関する考え方を示した「医薬品の連続生産を導入する際の考え方について（暫定案）」が 2018 年 3 月 30 日に発出された。

2.2.3 AMED 医薬品の連続生産における品質保証に関する研究班[5, 7, 9〜11]

製薬協 連続生産プロジェクトおよび PMDA 革新的製造技術ワーキンググループでも述べたとおり，2016 年 8 月松田嘉弘氏をリーダーとして研究活動が開始された。本研究班の活動目的は，産・官・学が一体となり，お互いに不足している連続生産に関する知識・経験を共有し，この分野での研究を早急に実施していくことで，国内における連続生産への取り組みを促し，医薬品産業の活性化にも繋げていくことである。これまでに，連続生産の適用に関して留意事項を示した「連続生産の Points to consider」文書，および，State of control の概念と，それに類似した概念である Steady state との違いを示した「医薬品の連続生産における管理できた状態（State of Control）とは」をとりまとめて公表した。平成 30 年度からアカデミアやベンダーからの新たな参加者を加え，連続生産の管理に有用なツールについて研究を行っている。「連続生産の Points to consider」文書および「医薬品の連続生産における管理できた状態（State of Control）とは」については国立医薬品食品衛生研究所のホームページで公開されており，かつ，これらの文書に関して公表された発表・論文が多数あることから参考文献をご参照いただきたい。

2.2.4 アカデミアにおける取り組み[12, 13]

アカデミアにおいては 2015 年から粉体工学会 製剤と粒子設計部会の標準処方研究フォーラムで，実験データに基づき参加者一同により連続生産に関して科学的議論が行われている。さらに，2018 年 12 月に産・官・学共通の場で，情報を共用し，明確な科学的根拠に立脚した議論をすること目的とし，連続生産の実現・推進を考える会（CCPMJ）が発足した。今後の活動内容が注目される。

2.2.5 ICH Q13 原薬および製剤の連続生産[14]

連続生産のレギュレーションに関して全世界における共通認識がないことから，特にグロー

バルにおける医薬品連続生産の実施，および，規制当局における承認等を困難にする可能性が考えられた。2018年6月のICH神戸会議にてFDAの提案により連続生産のトピック化が承認された。日本からはPMDA松田嘉弘氏がレギュラトリーチェアとしてラポーターのFDA Sau (Larry) Lee氏とともに専門家会議をリードし，JPMAから3名，PMDAから2名が専門家会議に参画している。2018年11月のICHシャーロット会議でビジネスプランおよびコンセプトペーパーが承認され，Q13の専門家会議が正式に開始された。本ガイドラインはSmall moleculesおよびTherapeutic proteinsを対象とすることを想定しているが，一般的な定義および規制の概念についてはその他の生物薬品にも適用されうる。2019年6月のICHアムステルダム会議からガイドラインの作成に入り，2020年6月の対面会議でStep 1のサインオフおよびStep 2a/Step 2bに到達する。約1年間のパブリックコメントの募集とパブリックコメントに基づく修正を経て，2021年6月の対面会議にてStep 3/Step 4に到達するスケジュールで作業が進められている。Q13ガイドラインの発出により，全世界で連続生産の規制に関する共通認識が示され，連続生産の適用が促進することが期待される。

2.3　まとめ

　本邦での産・学・官における主に低分子化合物の製剤に関する連続生産の取り組みについて解説を行った。本稿では詳細に触れなかったがバイオ医薬品に関しても，AMED研究班，製薬協 バイオ医薬品委員会，アカデミア等で活発な活動が行われている[3]。連続生産に関する取り組みについては海外，特に米国が基礎研究および応用研究（実用化）の面で先んじていることは否定できない。連続生産の実用化にあたっては，技術面および規制面で産・学・官の連携は欠かせない。欧米ではアカデミアを中核とするC-SOPS (Center for Structured Organic Particulate Systems)，CMAC Future Manufacturing Research Hubが連続生産の技術面および規制面で産・学・官の議論の場になっている。日本においてもAMED研究班を中心に産・学・官での取り組みが活発になっていると思われる。近い将来，産・学・官の連携により本邦においても連続生産の技術面および規制面での成果が創出され，連続生産による製品が早期に実用化される環境が構築されることを期待したい。

文　　献

1)　Sau (Larry) Lee,「連続生産に対するFDAの考え方」第1回CCPMJラトガース大学ジョイント講演会（2018年12月13日，東京）
2)　Rick Mullin, *c&en*, **97**(17), 28-33 (2019)
3)　高松紗栄子,「バイオ医薬品の連続生産に対するPMDAの取組み」CPhI Japan 2019

（2019 年 3 月 18 日, 東京）

4) 太田智明,「製薬協製剤研究部会の連続生産への取り組み」第 18 回医薬品品質フォーラム（2016 年 2 月 3 日, 東京）

5) 松井康博, *PHARM TECH JAPAN*, **33**(12), 8-10（2017）

6) 日本製薬工業協会ホームページ
（http://www.jpma.or.jp/about/jpma_info/plan/plan06.html）

7) 青山惇,「PMDA 革新的製造技術ワーキンググループの連続生産に関する活動について」*PHARM TECH JAPAN*, **33**(12), 5-7（2017）

8) PMDA ホームページ
（https://www.pmda.go.jp/rs-std-jp/cross-sectional-project/0018.html）

9) 松田嘉弘,「医薬品の連続生産における品質保証に関する研究」原薬の連続生産に関する研究開発と規制動向に関するシンポジウム（2019 年 4 月 22 日, 東京）

10)「連続生産に関する Points to Consider」文書
（http://www.nihs.go.jp/drug/section3/AMED_CM_PtC.pdf）

11)「医薬品の連続生産における管理できた状態（State of Control）とは」
（http://www.nihs.go.jp/drug/section3/AMED_CM_CONTROLST.pdf）

12) 湯淺弘, 谷野忠嗣, *PHARM TECH JAPAN*, **33**(2), 30-31（2017）

13) CCPMJ ホームページ（http://ccpmj.org/）

14) 青山惇,「Q13：Continuous Manufacturing of Drug Substances and Drug Products（原薬及び製剤の連続生産）」第 39 回 ICH 即時報告会（2019 年 12 月 14 日, 東京）

3　原薬連続生産の現状と課題

大島正裕[*]

3.1　はじめに

　近年になり，医薬品をはじめとした精密化学製品の連続生産が注目を集めている。従来は，石油化学に代表されるバルク化学品では連続生産が汎用されてきた一方で，精密化学品の製造はほとんどがバッチ生産で行われていた。精密化学品，なかでも医薬品の有効成分（原薬）の製造において，連続生産への転換が検討されている背景としては，以下にあげた最近の医薬品産業を取り巻く，厳しい環境変化があると推測される。

① 　日本の財政政策における医療費抑制の流れの中で，ジェネリック医薬品の使用奨励，薬価制度の改定など医薬品の経済性に厳しい目が向けられており，製薬企業としていかに収益向上を図るかが喫緊の課題となっている。収益向上の施策の一つとして，原薬製造コストの低減が強く求められている。

② 　国連において Sustainable Development Goals（SDGs）が世界を挙げて取り組むべき課題として取り上げられているように，環境負荷の少ない製造法への転換が各種産業で求められている。医薬品産業においても製造における環境負荷の低減は必須であるが，少量多品種生産である故の困難さも大きい。

③ 　ジェネリック医薬品の使用推奨に伴い，特許の消失とともに売り上げが急減する時代を迎えたことから，特許の保護期間をいかに長く保つかが，収益確保のために必須となっている。すなわち，これまで以上に開発期間を短縮し，速やかに上市することが製薬企業の重要課題となっている。

　原薬連続生産は，これらの課題を解決する有効な手段のひとつとなるものと期待できる。

　最近の製薬企業においては，原薬製造に必要な原料・中間体の生産を，コストや製造安全性の観点から国内受託製造企業での製造から，海外，特に中国・インドの企業に切り替えて製造委託する機会が増えてきている。しかしながら，海外での委託製造においては，以下のような問題点が生じ，緊急の対応を迫られる場面を多々経験している事実もある。

① 　製品品質のばらつき，とくにラボサンプルで問題ない場合においても，スケールアップを行った実製品で所望の品質が得られない事態が散見される。

② 　製造企業が立地する工業地帯において，急遽環境規制が厳格化されることにより，企業として操業が不可能となり，製造を停止せざるを得ない場合が生じる。

③ 　人件費の高騰により，従来想定していたコスト低減が望めなくなる。

　このように，海外委託製造においては種々のカントリーリスクを考慮する必要があり，海外に製造依存することの危険性や，その危険性を管理する重要性が浮かび上がりつつある。製薬企業としては，国内受託製造企業が連続生産を活用することで，コストや製造安全性の課題を

　＊ 　Masahiro Ohshima　田辺三菱製薬㈱　サプライチェーン本部

克服して, 製造をできる状況となれば, 品質や納期の点で安心して委託製造を行えると考える。

3.2 原薬連続生産の現状

上で述べたように, 製薬産業においては原薬の製造にバッチ法が汎用されてきた。バッチ法では, 反応槽にすべての原料・反応剤を投入し, 一定時間の反応を行ったのちに生成物を取り出し, 後処理を実施する。本法では, 反応系は時間とともに変化していくことになる (System changes with time.)。一方, 連続反応 (フロー法) では, 原料・反応剤を連続的に投入して, 連続して反応を行い逐次的に生成物が取り出される。この方法によれば, 反応系は一定時間後には定常状態となる (System is at steady state.)。なお, 連続反応には, カラム型の反応機を用いる Plug Flow Reactor と, 小型の反応槽を連ねる Continuous Stirred Tank Reactor の2つの方式が存在する (図1)。

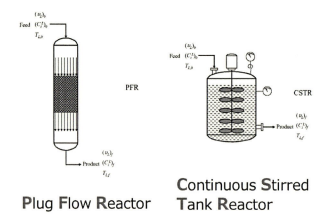

図1　連続生産における2種類の反応装置

原薬製造に連続反応を適応する利点としては, 以下があげられる。

① バッチ法と比較して小体積の反応槽を用いることにより, 効率的な伝熱・混合が可能となり反応の制御が容易であり, 反応安全性が向上する。また, 高圧反応や危険反応に関しても, 小規模反応場で操作することから危険性が低減される。(Safety)

② バッチ法と比較して熱効率が高く, 反応槽も小容積であることから, 省エネルギーおよび低廃棄物での生産が可能である。また, 生産量を反応時間の長さ, もしくは反応機の数で調整することができるため, スケールアップを迅速に行える。(Efficiency)

③ エネルギー費用削減や廃棄物減少による処理コスト削減, バッチ法と比較して小規模設備であることによる設備投資費用の抑制などにより, 製造コストの低減が期待できる。さらに, 運転自動化を取り入れることで, 省人化につながり固定費削減も可能となる。(Cost)

④ 小体積の反応場での効率的な伝熱・混合が可能なことから精密な反応制御が可能となり, 製品の品質向上が期待できる。また, 連続的な反応モニタリング手法を適応することで, 恒常

第1章　連続生産の現状と展望

的な品質管理も可能となる。（Quality）

　前者二つの利点は，環境負荷の低減と安全性の確保を可能とし，企業活動における Sustainability に貢献する。後者二つの利点は，生産性の向上・コスト低減ならびに製品品質の確保を可能として，企業の Stakeholder（患者さん，株主）に対する貢献につながる。このように，連続生産の適応は，企業価値の向上に寄与することが期待される。

3.2.1　海外での取り組み状況

　連続生産の利点を考慮して，海外製薬企業特にメガファーマは早くから取り組みを開始してきている。例えば，Merck 社においては抗 HIV 剤 Doravirine の中間体に連続生産を適応し，バッチ法では収率が低くスケールアップが困難であるという課題を克服している[1, 2]（図2）。また，Eli Lilly 社では抗がん剤 Merestinib に関して，アイルランドに建設された Small-Volume Continuous Manufacturing Facility（SVC）において，原薬連続生産を実現している[3, 4]（図3）。同社からは，抗がん剤 Prexasertib についても原薬連続生産の報告があり[5]，連続生産が実用化段階に到達していることを示している。

　米国においては，政府や規制当局も連続生産への取り組みに積極的である。アメリカ食品医薬品局（FDA）は，"The Emerging Technology Program"の中で連続生産を重要課題とし

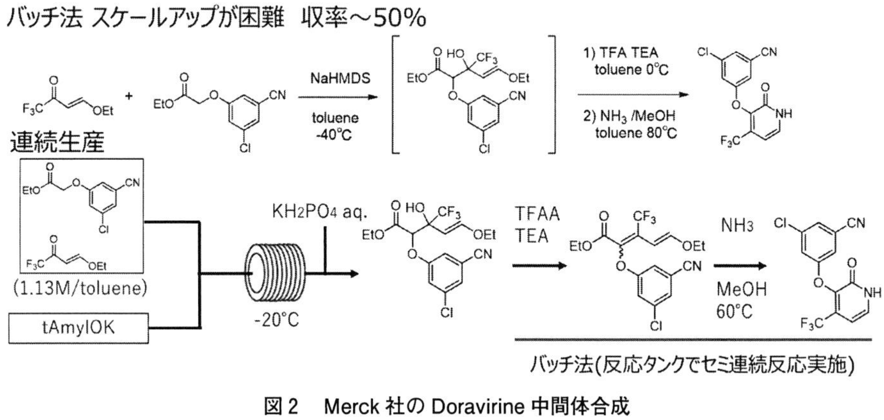

図2　Merck 社の Doravirine 中間体合成

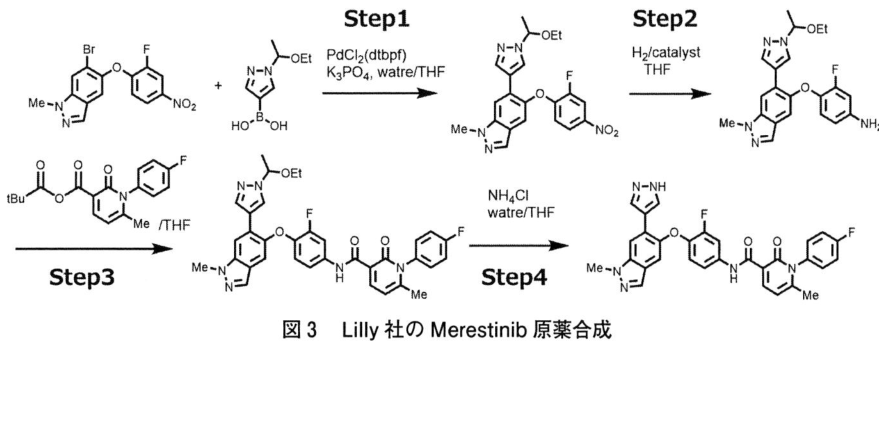

図3　Lilly 社の Merestinib 原薬合成

て取り上げており，2019 年 2 月には Draft Guidance として"Quality Consideration for Continuous Manufacturing"を発出している[6]。米国政府は，2018 年 10 月に"Strategies for American Leadership in Advanced Manufacturing"という報告書を出している[7]が，その中には，"There are challenges to CM（＝Continuous Manufacturing）adoption that justify a concerted effort to make the continuous manufacturing of pharmaceuticals and specialty chemicals a national priority."という一文もあり，連続生産を重要技術として位置付けていることがうかがえる。

　海外においては，産官学連携の取り組みについても，例えば図4に示すように米国，欧州，豪州で積極的に行われている。

国・地域	名称	期間、予算	特徴	研究主体
EU	F3 factory (FP7)	EU内9ヶ国 2009－2013 €30百万	小規模化学プロセス開発 触媒反応の適応は水素化等で例外的	化学企業が主導
EU	SPIRE (HORIZON2020) COSMIC, OneFlow など	英独蘭など 2015－2020 €58百万	触媒・反応器・制御機器等の開発（約€33.3百万） プロセス連携制御、最適化技術開発（約€24.3百万）	大学が研究開発拠点、化学・製薬等の企業と共同で 研究開発
米国	The Pharmacy on Demand (Battlefield Medicine)	2011－ ＄10百万/年	冷蔵庫大のコンパクトなAPI 製造プロセスを目指す MITで試作成功 固定床での触媒反応の適応例なし	国防総省研究開発局（DARPA）のPJ 研究機関へ委託
豪州	FloWorks	CSRIO全体で ＄200百万	化学プロセス強化を目指す連続フロー合成技術開発	科学技術研究機関（CSRIO)が実施

図4　連続生産に関する海外の産官学連携の取り組み

　以上，海外における連続生産への取り組み状況をまとめると，次のように言えよう。

① 米国においては，製薬企業は連続生産を通常的に採用しており，産業力強化政策の一環としても連続生産が注目されている。

② 欧州では，製薬・化学企業が連続生産に積極的に取り組んでおり，また，独自な技術や装置を保有した受託製造企業も活躍している。

③ 多くは触れなかったが，中国・インド・韓国の受託製造企業においても連続生産に前向きに取り組んでおり，技術や設備の伸長は著しい。また，中国においては環境対策の観点からも連続生産が注目を集めているようである。

3.2.2　国内での取り組み状況

　国内製薬企業も各社で連続生産に取り組んできている。例えば，第一三共株式会社は抗血栓剤 Edoxaban の中間体合成に対するフロー合成活用を報告している[8]。エーザイ株式会社からは抗がん剤 Elibulin の製造における超低温反応工程へのフロー合成活用例が報告されてい

第1章　連続生産の現状と展望

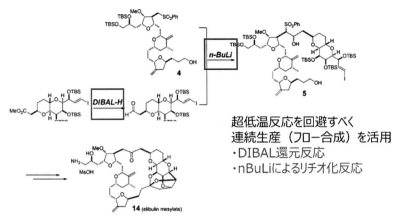

図5　エーザイのElibulin中間体合成

る[9]（図5）。しかしながら，日本の製薬企業における連続生産の活用は海外に比較すれば，遅れた状況にあることは否めない。

　こうした状況の中，医薬品を含む精密化学品の連続生産が再び注目を集めはじめた2015年に，東京大学と国立研究開発法人産業技術総合研究所が中心となりフロー精密合成コンソーシアム（FlowST）が設立された。連続生産への注目が高まるのと時を同じくして，参加メンバーも大きく増加しており，製薬企業や機器装置メーカーなど様々な業種の企業，大学，公立研究機関の積極的な情報交換の場，さらには後にも述べるオールジャパンでの連続生産への取り組みの場として機能している。

　医薬品の承認審査に関わる独立行政法人医薬品医療機器総合機構（PMDA）においても，これまでは製剤の連続生産への取り組みで先行していたが，近年になり原薬連続生産について積極的に取り組まれている。医薬品規制調和会議（ICH）における連続生産に関するガイドライン（ICH-Q13）の作成でのChairpersonに，PMDAメンバーが任命されており，連続生産に関する取り組みを日本が主導していくことを期待したい。

3.3　今後の原薬連続生産への期待

　原薬連続生産に関して，2015年のNature誌にEpoch-makingな論文が報告された[10]。東京大学の小林修教授による研究であり，固体触媒を充填した4本のカラムに連続して原料と反応剤を通じることにより，中間体を単離精製する必要なく，光学活性な医薬品であるRoliplamを合成できるという内容である（図6）。取得されたRolipramの収率は50％，光学純度は96％以上であり1回の再結晶により光学的に純粋なRolipramを入手できる。この反応の画期的な点は，各反応で生じる副生成物が最小化されており（水，メタノール，炭酸ガスなど），次工程の反応に影響を及ぼすことがないため，途中で精製を実施することなく，最終生成物まで誘導が可能なことである。合成ルートの組み立てと各反応を可能とする触媒の開発

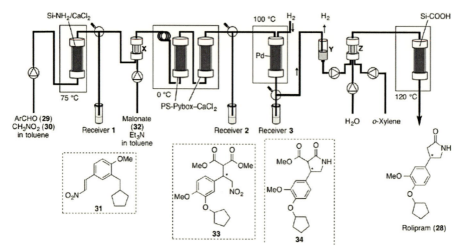

図6　固体触媒を用いた連続反応によるRolipramの合成

により，従来のバッチ法では不可能な合成を達成した好事例と言えよう。

　小林教授は，連続生産（Plug Flow Reactor型）を4つの類型に分類して，説明されている[11]（図7）。各類型に特長はあるが，Rolipram合成に用いられたType IVとされている固相担持触媒をカラムに充填して反応を行う手法が，連続生産としては最も有用であると考えられる。その理由であるが，反応に触媒を利用しており，なおかつ触媒固定化により連続使用が可能であることがあげられる。バッチ法においても，環境調和型の反応として，触媒の使用は望ましいとされているが，触媒を固相担持することで触媒の分離精製が不要となり，連続使用による触媒コストの低減も可能となる。一方で，こうした固相担持触媒反応に必要な触媒を開発する上では，触媒の性能や耐久性などの課題もあり，現時点で実用的な段階に到達はしていない状況である。

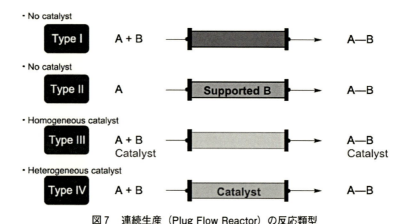

図7　連続生産（Plug Flow Reactor）の反応類型

第 1 章　連続生産の現状と展望

　こうした状況において，固相触媒を用いた連続精密合成を実用段階に引き上げるべく，日本における産官学の取り組みが本格化しつつある。国立研究開発法人新エネルギー・産業技術総合開発機構（NEDO）による国家プロジェクトとして，「機能化学品の連続精密生産プロセス技術の開発」が開始されようとしている。本プロジェクトでは，機能化学品の生産に有用な固相担持触媒をもちいた反応開発と，連続生産に必要な装置開発が目的とされている。世界に先駆けた取り組みであり，オールジャパンの体制で新規な触媒と反応，装置の開発を実現することを期待したい。

　一方，先に紹介した FlowST における活動の中からも，新たな連続生産への取り組みが生じている。連続生産の実用化のためには，反応の連続化だけでは不十分である。引き続く抽出，濃縮，晶析，ろ過，乾燥などの後処理まで連続化することができれば，連続生産の持つ利点を存分に発揮することができる。このような連続生産をトータルとして考えたシステムを構築すべく，FlowST の参加企業が中心となり，NEDO の戦略的省エネルギー革新プログラムを活用して「再構成可能なモジュール型単位操作の相互接続に基づいた医薬品製造用 iFactory（アイファクトリー）の開発」が開始されている。本研究開発の目的は，連続生産に必要な各単位操作を行う装置をモジュールとして構築し，さらに各モジュールの自在な組み合わせにより連続生産を行う工場とするものである。これにより，いわばシステムキッチンのように汎用性の高い連続生産設備が，コンビニエンスストア程度のスペースで構築可能となる（図 8）。このような設備装置は世界に類を見ないものであり，オールジャパンの協業で早期に社会実装されることを期待したい。

　さらに将来的には，こうした設備装置に対し，先進的な分析手法（Process Analytical Technology，PAT）を取り入れ，品質管理を Real Time で実施すること，AI や IoT と組み合わせて省人化を図ることなども考えられる。原薬製造技術として，今後のさらなる進歩が楽しみである。

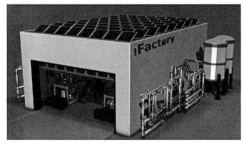 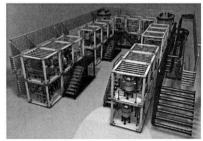

図 8　アイファクトリーの想定図（左：外観，右：内部の装置モジュール）

3.4 おわりに

これまで述べてきたように，原薬連続生産は医薬品産業における製造のパラダイムシフトを引き起こす技術である。今後，厳しくなる環境の中で製薬企業が生き残り，世界的な重要課題である持続可能な社会を築いていくためには，連続生産を実生産へと実装していく必要がある。一方で，海外のメガファーマと比較した場合には，国内企業の連続生産への取り組みは，やや劣後していることも事実である。この劣勢を挽回するためには，国内企業個社での取り組みには限界があるものと考えられる。先に述べたような，産官学連携の取り組みを活用し，製薬企業のみならず分析機器・装置の製造企業，さらには計装・エンジニアリングや建設を担当する企業との協業により，実生産への早期実装を達成することが必要であろう。これにより，有機化学，化学工学，機械工学などの日本の強みである専門知識を結集統一することも可能である。

原薬連続生産のいち早い実現により，製薬企業にとどまらず日本の精密化学品産業が製造技術を革新し，産業競争力を強化することにより世界に確固たる地位を築くことを期待したい。

文　　献

1)　D. R. Gauthier, Jr. *et al., Org. Lett.,* **17**, 1353（2018）

2)　J. P. McMullen *et al., Org. Process Res. Dev.,* **22**, 1208（2018）

3)　K. P. Cole *et al., Org. Process Res. Dev.,* ASAP DOI：10.1021/acs.oprd.8b00441

4)　B. J. Reizman *et al., Org. Process Res. Dev.,* ASAP DOI：10.1021/acs.oprd.8b00442

5)　K. P. Cole *et al., Science,* **356**, 1144（2017）

6)　https://www.fda.gov/regulatory-information/search-fda-guidance-documents/quality-considerations-continuous-manufacturing

7)　https://www.whitehouse.gov/wp-content/uploads/2018/10/Advanced-Manufacturing-Strategic-Plan-2018.pdf

8)　M. Michida *et al., Org. Process Res. Dev.,* **23**, 524（2019）

9)　T. Fukuyama *et al., Org. Process Res. Dev.,* **20**, 503（2016）

10)　T. Tsubogo *et al., Nature,* **520**, 329（2015）

11)　S. Kobayashi, *Chem. Asian J.,* **11**, 425（2016）

4 バイオ医薬品精製プロセスの高度化・連続化

吉本則子[*1], 山本修一[*2]

4.1 はじめに

抗体医薬（monoclonal antibody, mAb）に代表されるバイオ医薬品の製造は複雑である。典型的な mAb の製造では動物細胞を2週間近く培養した後，細胞を除去した培養液に，複数のクロマトグラフィー（liquid chromatography, LC）を逐次実施して高純度に精製する複雑なプロセスである。精製 [ダウンストリームプロセス（downstream process, DSP）] は，LC と膜分離を回分式操作により数日かけて実施しており，その効率は低く，製造コスト全体の 50～60 ％を超えると言われている。抗体医薬が非常に高価であることは批判を受けており，バイオ医薬品製造プロセスの効率化によるコスト削減は重要な課題である。ここでは，効率向上のための方法としてバイオ医薬品精製プロセスの高度化・連続化について主要な単位操作であるクロマトグラフィーに焦点をあてて解説する[1〜6]。

4.2 ダウンストリームプロセスとクロマトグラフィー

図1は細胞からの生産物の回収についてまとめたものである。細胞そのものがプロダクトである場合は，ここでは取りあつかわない。タンパク質が細胞内に顆粒あるいは封入体（inclusion body）として生産される場合は，細胞を破砕した後，封入体を回収する。その後，

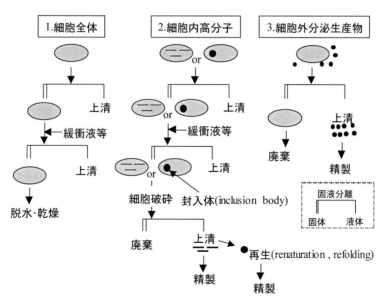

図1　細胞からの生産物の回収（細胞除去あるいは回収）

---

*1　Noriko Yoshimoto　山口大学　工学部　応用化学科　准教授
*2　Shuichi Yamamoto　山口大学　生命医工学センター　教授

尿素やグアニジンのような変性剤で封入体を溶解させるが，この状態ではタンパク質は本来の構造ではなく，アンフォールディングした構造となっている。本来の構造に戻すためには（リフォールディング，再生あるいは巻き戻し），透析あるいは希釈により変性剤を除去させる方法が用いられる。リフォールディングを実際の製造で実施すると，大型のタンクが必要となり非効率的であり，さまざまな方法が考案されている[7]。

効率化のための手法として固相リフォールディングが知られている[7,8]。

例えば，イオン交換クロマトグラフィーを利用した場合は，高濃度の尿素と低塩濃度で吸着させ，尿素濃度を減少させながら，塩濃度を増加させる操作となる（図2右図）。変性剤（尿素）と溶出剤（NaCl）の設定により，回収率や凝集体生成量が変化するので，適切な条件設定が必要である。

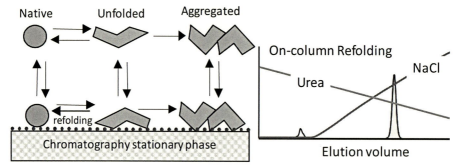

図2　固相(オンカラム)リフォールディングとイオン交換クロマトグラフィーにおける操作(右図)

サイズ排除クロマトグラフィー（SEC）のようなカラム固定相における吸着が存在しなくても，リフォールディングが促進される。SECの場合は，後述する回転クロマトグラフィーにより連続化ができる[7]。

生産物（タンパク質）が細胞外に分泌されるときは，細胞除去をした清澄液からダウンストリームプロセスが開始される。高純度が必要とされるときは，複数の液体クロマトグラフィー（LC）を逐次実施する必要がある。各LCの回収率をQ_R^iとすると最終回収率Q_R^fは次式となる。

$$Q_R^f = \prod_i Q_R^i \tag{1}$$

各LCの回収率Q_Rを上げることは重要な課題である。一方，医薬品ほど高価ではない食品分離では，複数のLC操作は避けるほうがよい。また，精製初期には液量が多いので容積減（volume reduction）が必要であり，目的タンパク質をクロマトグラフィーカラムに大量に吸着させ，不純物を除去後，脱着溶出することにより精製と濃縮を同時に達成する。この操作はキャプチャーと呼ばれる。その後のクロマトグラフィーはポリッシングということが多い。

クロマトグラフィーは移動相・固定相の二相間の相互作用が分離原理である。タンパク質分

第1章　連続生産の現状と展望

離に使用されるクロマトグラフィーの分離原理と名称および操作方法を表1にまとめる[1～6]。

表1　クロマトグラフィーの分離原理と名称，操作方法

分離原理	名称クロマトグラフィー	溶出操作方法
大きさ	ゲルろ過，サイズ排除(SEC)	等組成溶出
電気的性質	イオン交換(IEC) 陰イオン交換，陽イオン交換	段階溶出，勾配溶出，フロースルー
疎水的性質	疎水相互作用(HIC)，逆相(RPC)	段階溶出，勾配溶出，フロースルー
混合相互作用	ミクスドモード(MMC)，ハイドロキシアパタイト(HAC)	段階溶出，勾配溶出，フロースルー
生物学的親和性	アフィニティクロマトグラフィー(AFC)	段階溶出，勾配溶出

SEC: size exclusion chromatography, IEC: ion-exchange chromatography, HIC: hydrophobic interaction chromatography, RPC: reversed phase chromatography, MMC: mixed-mode chromatography, HAC: hydroxyapatite chromatography, AFC: affinity chromatography

溶出操作方法を図3に示す。

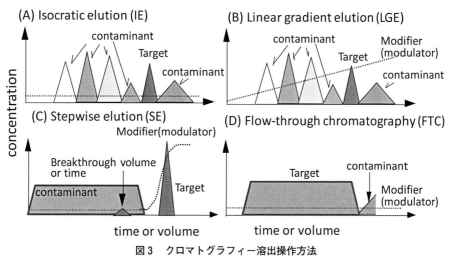

図3　クロマトグラフィー溶出操作方法

点線は移動相中の相互作用調整物質（塩，pHなど）の濃度を表す。段階溶出はbind/eluteと呼ばれることもある。
(A)等組成溶出：試料供給後，平衡化に使用されたものと同じ移動相で溶出する。
(B)直線勾配溶出（Linear gradient elution, LGE）試料供給後，移動相中の特定成分の濃度を変化させて溶出する。直線的に変化させる直線勾配溶出（linear gradient elution, LGE）が広く利用されている。イオン交換クロマトグラフィー（IEC）では，塩濃度の増加勾配が，疎水性相互作用クロマトグラフィー（HIC）では，塩濃度の減少勾配が用いられる。
(C)段階溶出（Stepwise elution, SE）試料供給後，移動相中の特定成分の濃度を階段上に変化させて溶出する。複数成分の分離では数段階で変化させるが，製造プロセスではこのような操作はあまり使用されない。
(D)Flow-through chromatography（フロースルークロマトグラフィー，FTC）試料が保持されず，不純物が強く吸着する条件で連続的に試料を供給する。擬似的には連続操作となる。

典型的な抗体精製プロセスを図4に示す。最初のクロマトグラフィーはキャプチャーと呼ばれ，目的物質を選択的に大量に吸着させ，不純物を流し出した後に，脱着溶出させ濃縮した画

分として回収する。

その後，低 pH によるウイルス不活化を行い，さらに二つの異なる吸着モードのクロマトグラフィーにより不純物を除去する。この時点では，目的物質の純度は 90 % 以上になっており，微量の不純物（細胞由来のタンパク質，DNA，ウイルス，目的物質由来の重合体，断片など）を除去することが目的なので，この工程はポリッシングと呼ばれる。

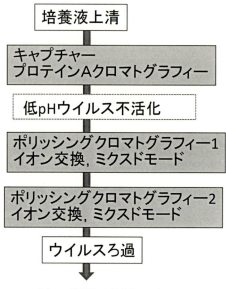

図4　典型的な抗体精製プロセス

バイオインダストリーでは，図4のようなプロセスに基づいた標準プロセスをプラットフォームとして構築し，これに基づいて各 LC 条件（カラムサイズ，操作条件，移動相条件など）を（多くの場合，試行錯誤法により）決定している。プラットフォーム化することにより，検討項目が削減され，プロセス設計が迅速化できる。しかしながら，試行錯誤法による最適化は容易ではなく，実際には最適化されたプロセス構築はされていない。

4.3　等組成溶出クロマトグラフィープロセスの効率化

クロマトグラフィープロセスの効率化について一番単純な操作である図3(A)の等組成クロマトグラフィーの2成分分離で考えてみる[9, 10]。

通常は1回目の分離が終了した後に図5(A)に示すよう2回目の操作を実施する。しかしながら，1回目の分離が終了する前に2回目の試料注入を開始すると図5(B)のようにサイクル時間を短縮することができ，生産性を増加することができる。このような操作は Repeated cyclic operation（RCO）と呼ばれる。1回目の操作終了前に，2回目を開始しているので回分操作ではなく，一種の連続分離操作である。

第1章　連続生産の現状と展望

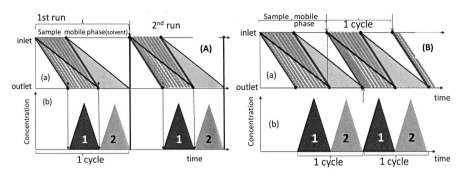

図5　等組成溶出クロマトグラフィーによる2成分分離の繰り返し操作 Repeated cyclic operation（RCO）
(a)はカラム内部でのゾーン移動，(b)はカラム出口での濃度変化（溶出曲線）

図6はエタノール水系移動相を用いたポリマー系充填剤吸着クロマトグラフィーによる2種類のポリフェノール分離（等組成溶出）である。この系では，移動相組成により保持容量を制御できる。エタノール濃度 I が低いと，保持（吸着）が強くなる。I が高すぎると，2成分とも保持されなくなり分離ができない。また，低すぎると吸着が強すぎてやはり分離が不可能である。適切なエタノール濃度 I の選択は重要である。試行錯誤で決定されることが多いが，直線勾配溶出法により決定する方法が開発されている。この方法により分配係数 K とエタノール濃度 I の関係を求め，最適化を検討した。2成分の分離が分離度 $R_s=1$ となる条件をモデルシミュレーションにより求め，実験結果と比較した。エタノール濃度 $I=27\%$ では分離溶媒量は少ないが分離時間 t_C が長く，20% では逆に分離時間が短いものの，分離溶媒量が増大する

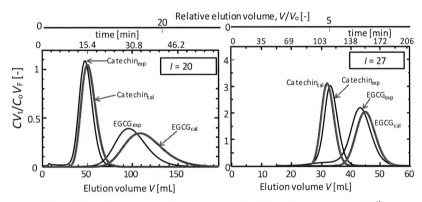

図6　等組成溶出クロマトグラフィーによる2種類のポリフェノール分離[9]
カテキン（catechin）とエピガロカテキンガレート（EGCG）の分離度 $R_s=1$ となるように移動相線速度 u を最適化したときの実験結果とモデルシミュレーション結果である。エタノール水系移動相，ポリマー系充填剤（三菱ケミカル HP20SS, $d_p=62\,\mu$m）。エタノール濃度 $I=20\%$, $d_c=1.1$ cm, $Z=15.5$ cm, $\varepsilon=0.44$, $u=7.8$ cm/min, $I=27\%$, $d_c=1.1$ cm, $Z=17.5$ cm, $\varepsilon=0.41$, $u=0.75$ cm/min 縦軸は規格化した濃度。d_c：カラム内径, Z：カラム長さ, ε：カラム空隙率, u：移動相線速度, d_p：粒子径。分離度 R_s は，$R_s=(t_{R2}-t_{R1})/[(1/2)(W_1+W_2)]$ で定義される。t_R はピーク保持時間，W はベースラインでのピーク幅。添え字1, 2は，成分1, 2を表す（1が最初に溶出される成分）。

ことがわかる。このような計算を異なるエタノール濃度について行い，分離時間と分離溶媒量の関係をプロットすると等分離度曲線が作成できる。

図7には，図5(A)の通常繰り返し操作と図5(B)のRCOに対する等分離度曲線を示している。$I=20〜28\%$の領域でRCOが常に溶媒量削減と分離時間の短縮が可能であることがわかる。$I=25〜28\%$では，特にその差が大きくなる。通常の回分操作では21%が，RCOでは23%が最適条件となり，そのとき回分操作では最少必要溶媒量が20に対してRCOでは10となる。また，分離時間は回分操作で50分，RCOで35分となる。

しかしながら，これらは生産性を考慮した最適値ではない。生産性Pは，通常(2)式で定義される[11]。

$$P=(注入試料質量)/[(カラム体積)(サイクル時間)]$$
$$=C_0V_F/(V_t t_C) \tag{2}$$

ここで，t_Cは，すべての工程を合計した時間である。

図5(A)の通常繰り返し操作では，$t_C=t_{2b}$，図5(B)のRCOでは$t_C=t_{2b}-t_{1a}$となる。

上記の生産性Pは使用溶媒量を考慮していないので，使用溶媒量を考慮した生産性P^*を次式で定義する。

$$P^*=P/(Ft_C)=P/V_C \tag{3}$$

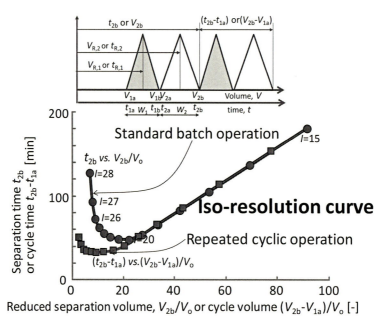

図7　等組成溶出クロマトグラフィーにおける等分離度曲線(分離時間と分離必要溶媒量の関係)[9]
○は通常の回分式操作繰り返し(standard batch operation)，□はRCOにおける分離度$R_s=1$のときの分離時間と分離必要溶媒量の関係。横軸はカラム空隙体積基準の必要溶媒量，縦軸は分離時間(サイクル時間)。

第1章　連続生産の現状と展望

図8は両方の生産性と移動相エタノール濃度Iの関係である。$I=20$ % で P が最大値となるのに対して，P^* は $I=25$ % で最大値となる。

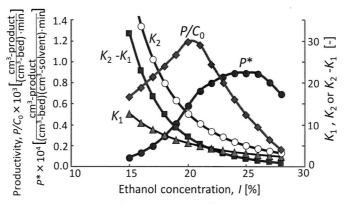

図8　生産性とエタノール濃度の関係

K_1 はカテキン，K_2 は EGCG の分配係数である[9]。

二相を向流で接触させる連続分離（図9左図）はガス吸収などで広く利用されている。クロマトグラフィー充填剤を連続で移動させると破損する。また使い捨てにはできないので，再生が必要である。そのため，このような操作を実行することはできない。複数のカラムを（例えば4つ）使用して，図9の右図のようなステップで切り替えることにより，連続分離が可能となる。このような操作を擬似移動層（simulated moving bed, SMB）クロマトグラフィーといい，さまざまな方式が考案されている[6, 12]。

図10に示す標準的な4ゾーン SMB は，カラムスイッチングによる溶出操作であり，2成分が一定濃度で連続的に回収されるのではなく，間歇的に回収されるので RCO 操作と類似であ

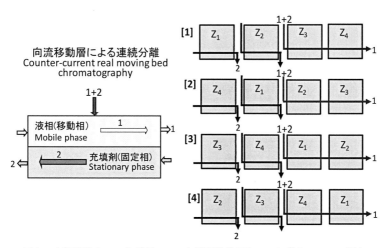

図9　向流連続クロマトグラフィーと擬似移動層クロマトグラフィーの概念

31

る（図10）。図6の分離系での最適条件$I=25\%$近傍におけるSMB分離をシミュレーションしたところ生産性はRCOと同等か低くなった[10]。

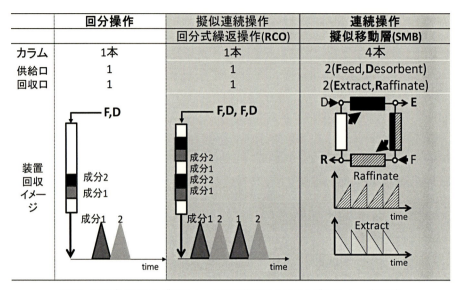

図10　回分式クロマトグラフィーと擬似移動層クロマトグラフィー（SMB）

以上のように移動相により分配係数差を調整できる系ではSMBで連続化した等組成溶出クロマトグラフィーと同等の生産性は最適化されたRCOでも達成可能である。

また，SMBでは，供給箇所が2箇所Feed(F)，Desorbent(D)，抜き取り箇所が2箇所Raffinate(R)，Extract(E)ある。さらに，各カラムには2箇所の流入口と流出口があり，結果として8か所の流量を設定する必要があるが，それらを試行錯誤で設定することはできない。回分クロマトグラフィーであれば，流速の調整のみで分離度を制御できるが，SMBでは，設定が不適切であると，分離ができない。また，回分クロマトグラフィーとは異なり，抜き取り口（RあるいはE）からの出力信号を見ても分離の状態は確認できず，別途，分析する必要がある。

等組成溶出クロマトグラフィーの連続化としては，図11に示す回転クロマトグラフィーもよく知られている[2,3,6,12]。カラム出口での位置を$\theta=0$から$\theta=2\pi$（360°）で記述すると，$\theta=\omega t$により時間軸から変換できるので，通常の回分式クロマトグラフィーモデルをそのまま適用できる。従って，連続化により生産性は向上しない。

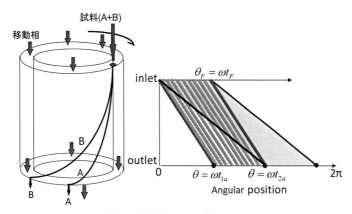

図11 回転クロマトグラフィー

4.4 吸脱着（段階溶出）クロマトグラフィープロセスの効率化

図3(C)の操作は，選択性が高く吸着量が多いクロマトグラフィーには有効な方法である。プロテインAクロマトグラフィーは，抗体に強い親和性を示すアフィニティクロマトグラフィーであり，このような方法で操作される。典型的な操作方法を図12に示す。

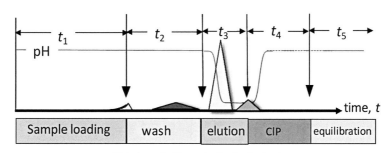

図12 吸脱着クロマトグラフィープロセス（プロテインAクロマトグラフィー）
中性付近のpHで吸着させpH4以下の酸性溶液で溶出（脱着）する。

この方法では，流速を速くして試料負荷（sample loading）の時間を短縮することにより(2)式で定義する生産性を向上させることができる。しかしながら，あまりにも流速を速くすると動的吸着量（DBC）が急激に低下するので図13の右図のように生産性も低下する[11]。この方法による生産性向上の問題点は，使用溶媒量が増加することである。

図12の操作を2カラムスイッチングで擬似的に連続化すると図14のような操作となる[13]。

試料負荷時には2つのカラムを連結し，最初のカラムが飽和するまで試料を供給する(A)。次に，このカラムに対して図12の$t_2 \sim t_5$（溶出から再生）を実施する(B)。この期間$t_{1b}=t_2+t_3+t_4+t_5$に，もう一つのカラムにサンプルを供給しているが，そのときは，同期するために流速uを遅くしなければならない。カラムの液流れが向流に見えるので，PCC

(Periodic Counter-Current）操作とも呼ばれる。

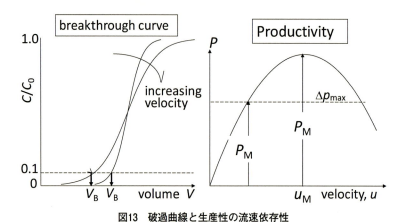

図13　破過曲線と生産性の流速依存性
破過曲線（試料を連続に供給したときのカラム出口からの濃度曲線）

　図14を見るとわかるように溶出挙動は図12の繰り返し操作（RCO）と基本的には変わらない。既に述べたように(2)式で定義されるPは単純な繰り返し操作でも増加することはできる。PCCのメリットは，カラム有効利用率が向上し，結果として使用溶媒量が減ることにある[13,14]。一方，2カラムを直列に接続するのでカラム操作最大圧による制約を考慮しなければならない（図13）。

　また，t_{1a}, t_{2b}, u_{1a}, u_{1b}, u_{2-5} の設定には，動的吸着量と滞留時間の関係，平衡化に必要な液量などのデータが必要となる。カラム数を増やして，例えば4本にしても等組成溶出とは異なり溶出ピークを連続的に回収することはできない（図15）。原理的には，カラム本数を非常に多くすれば，t_2-t_5 の時間帯を削減できるが，切り替えバルブ数が飛躍的に増加し，操作は複雑となる。また Wash(t_2) 操作における抗体のカラムからの漏れを防止するために，t_2 も2カラム連結で実施する方法（post-load wash, PLW）を採用すると，操作はさらに複雑になる。

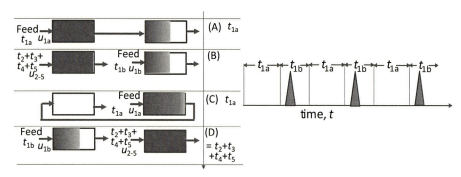

図14　2カラムスイッチングによる連続吸脱着クロマトグラフィー（PCC）

u_{1a}：(A)における試料供給線速度，u_{1b}：(B)における試料供給線速度，u_{2-5}：洗浄，溶出，再生，平衡化
$t_{1b}＝t_2＋t_3＋t_4＋t_5$ の線速度(A)(B)(C)(D)で1サイクルとなる。右図はカラム出口における目的物質の溶出挙動である。

第1章　連続生産の現状と展望

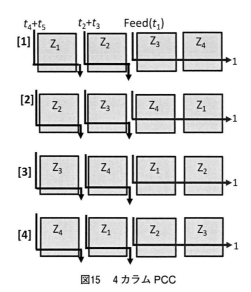

図15　4カラム PCC

サンプル供給は常に2本のカラムが連結されている。t_2+t_3 と t_4+t_5 は，別々のカラムで実行される。

4.5　まとめ

　連続化はバイオ医薬品のクロマトグラフィー精製プロセスの効率化方法として期待されているが，まず回分式操作の繰り返し操作を最適化することが重要である。そのためには，各クロマトグラフィー操作をメカニスティックモデルにより解析しなければならない。

　最も簡単な等組成溶出クロマトグラフィーによる2成分分離を例として，最適化した回分式操作の繰り返し操作（RCO）により連続操作と同等な生産性を得ることができることを説明した。

　回分式クロマトグラフィー操作では試行錯誤で実験条件を設定できるが，前述のSMBやPCCによるキャプチャークロマトグラフィーの条件設定には，プロセス設計に必要なデータの取得と計算モデルが必要である。またハードウエアーの制約などについても考慮する必要がある。

　プロセス設計に必要なデータを迅速に大量に取得する方法として High-throughput process development（HTPD）と呼ばれる方法が使用されている。基本的には標準的な96well microplate を用いてリキッドハンドリングロボット（自動化）装置を用いる方法の総称である。フィルター付きプレートの well をビーカーとして利用するバッチ吸着あるいは脱着実験やリキッドハンドリング装置に装着するマイクロカラムなどが一般的に使用されている[15]。

　特に留意したいのは(2)式で定義される生産性 P である。現在，多くのバイオ医薬品製造には，連続培養が採用されていないので，精製プロセスは，ある量の培養液を指定された時間内に処理することになる。このような条件下で(2)式の生産性のみに着目すると RCO と PCC 操

作の生産性は同じである。

　連続クロマトグラフィー操作はプロセス効率化の有効な手段として期待されているが，(2)式の定義による生産性の向上を主たる目的とするのではなく，装置の小型化やそれにともなう施設の運転コスト（エネルギー）の低減など，他のメリットについてよく検討する必要がある。

　また，回分式操作ではクロマトグラフィーカラムの劣化について，それほど留意する必要がなかったが，PCC 操作では，カラムへの負荷が大きいこと，使用回数が多いことで，そのモニタリングは重要となる。通常は UV と電導度のみをモニタリングしているが，連続操作では目的物質あるいは不純物のオンラインモニタリング手法の開発も必要である。

文　　献

1)　山本修一，次世代医薬開発に向けた抗体工学の最前線，監修　熊谷泉，シーエムシー出版，pp. 227-241（2012）

2)　山本修一，食品工学ハンドブック，日本食品工学会編，朝倉書店，pp. 213-230（2006）

3)　山本修一，生物工学ハンドブック，日本生物工学会編，コロナ社，pp. 480-493（2005）

4)　N. Yoshimoto, S. Yamamoto, in Preparative chromatography for separation of proteins, edited by Arne Staby, Anurag S. Rathore, Satinder Ahuja, Chapter 4, pp, 111-157, Wiley（2017）

5)　R. G. Harrison, P. W. Todd, S.R. Rudge, D.P. Petrides, Bioseparations Science and Engineering, Oxford University Press（2002）

6)　G. Carta, A. Jungbauer, Protein Chromatography, Weinheim: Wiley-VCH（2010）

7)　M. K. Eiberle, A. Jungbauer, *Biotechnology Journal*, **5**, 547-559（2010）

8)　S. Yamamoto, S. Fujii, N. Yoshimoto, P. Akbarzadehlaleh, *Journal of Biotechnology*, **132**, 196-201（2007）

9)　N. Yoshimoto, Y. Sugiyama, S. Yamamoto, *Biosci. Biotech. Biochem.*, **81**, 812-816（2017）

10)　杉山征輝，吉本則子，山本修一，日本食品工学会誌，**19**，pp. 35-41（2018）

11)　S. Yamamoto, Y. Sano, *J. Chromatogr.*, **597**, 173-179（1992）

12)　A. L. Zydney, *Biotechnology and Bioengineering*, **113**, 465-475（2016）

13)　D. Baur *et al.*, *Biotech. J.*, **11**, 135-145（2016）

14)　O. Kaltenbrunner *et al.*, *Biotech. Prog.*, **32**, 938-948（2016）

15)　N. Yoshimoto, K. Minakuchi, D. Itoh, Y. Isakari, S. Yamamoto, *Eng. Life Sci.*, **13**, 446-455（2013）

第2章　低分子原薬からバイオ原薬まで,連続生産の実際

1　連続生産システム「PharmaStream®」

田中伸宏[*1]，竹田浩伸[*2]，河野浩司[*3]，長田智之[*4]，松木章洋[*5]

1.1　PharmaStream®概要

連続生産システムは，各プロセスの生産機械を一連化し，各プロセスの制御，搬送，品質管理を自動化することで，工場機能の1システム化を可能にするものである。PharmaStream®は，お客様の処方に応じて，最適な機器を選択し，改善・連結することでコストミニマムな連続生産システムを実装するものである。一般的に，連続生産の導入には図1に示す通り，大きく4つの知識，技術が必要不可欠となる。

本稿では，「プロセスシステムエンジニアリング」では処方に適した機器選定のポイントと粉体シミュレーション技術の活用について，PATと制御情報システムでは，「品質管理戦略に応じたソフトセンサーの実装化」「PATシステム」に関して説明する。

1.2　処方に適した機器選定のポイントと粉体シミュレーション技術の活用

固形製剤の製造方法の中で特に湿式造粒法の場合，原薬混合，造粒，乾燥，滑沢剤混合，打錠，コーティングの工程で製造されることが一般的である。従来のバッチ式では各工程の機器は独立し，工程分析に合格したもののみ次工程へ送られる。バッチ式で用いられる機器の多くは，造粒機であれば流動層造粒乾燥機や撹拌造粒機など，混合機であれば容器回転型混合機などが選定されるが，バッチ式で採用している機器をそのまま連続生産へ用いることは困難であり，連続生産に適した装置を各メーカーにて開発，研究が続けられている。

[*1]　Nobuhiro Tanaka　三菱ケミカルエンジニアリング㈱　技術本部　プロセスエンジニアリング部　解析グループ　グループマネージャー

[*2]　Hironobu Takeda　三菱ケミカルエンジニアリング㈱　技術本部　電計情報システム部次長

[*3]　Kouji Kawano　三菱ケミカルエンジニアリング㈱　技術本部　電計情報システム部博士(工学)，シニア・エキスパート

[*4]　Tomoyuki Osada　三菱ケミカルエンジニアリング㈱　技術本部　プロセスエンジニアリング部　部長代理

[*5]　Akihiro Matsuki　三菱ケミカルエンジニアリング㈱　プロジェクト第一本部設備管理事業部　技術リーダー

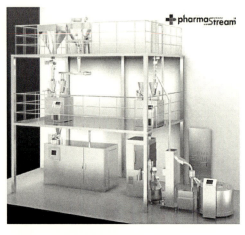

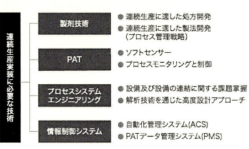

図1 連続生産導入時の必要知識や技術

商業生産を行う上では，装置間を配管などで連結し空気などを用いた輸送，安定運転を行うための連続的な制御，管理戦略（不良品の排除など）も必要となる。また一概に連続生産と言っても処方や粉性状などにより機器や設備構成は一つではない。

従って，機器の選定で重要なことは，機器の内部で起こっている現象を原理・原則に基づき正しく捉えること，そしてその前後の連結されたプロセスも視野に適性を判断することである。弊社では処方の違い，原料・製品の特性を理解し，各々に適した機器の選定，付帯設備も含めた全体設備をエンドユーザーへご提供するために様々な検討を実施しており，これまでエンドユーザーや各装置メーカーにご協力を頂きテストを実施してきた。その中で直面した課題に対し，これまで MCHC（三菱ケミカルホールディングス）グループで培ってきた弊社保有技術の一つである粉体シミュレーションを活用してきた。以上を踏まえ，連続生産に用いる機器の選定や設備を構成する上で考慮すべきポイントと粉体シミュレーションの一例を次に挙げる。

1.2.1 供給装置

一般に粉体の連続的な安定供給が要求されるが，粉体の性状以外に秤量時のロードセルの分解能によっても，粉体供給量が少ない場合や API（原薬）比率が極端に低い場合に，重量計測の供給精度ばらつきが許容できない場合がある。この場合，混合機含めバッチ式で切り出し供

給による含量均一性の担保も視野に検討する必要がある。

1.2.2 混合機

連続式の混合機は，出口での混合均一性を担保するため，少なくとも容器内でショートパスせず不完全混合のまま排出されないことが重要である。そのため内部のピストンフロー性や，粉体の動きの悪いデッドスペースの有無を着色実験や粉体シミュレーションで把握することが必要となる。凝集性のある粉体の混合では，混合時に強いせん断をかけないと混合できない処方もあるため，その場合，バッチ式で強撹拌による均一混合も選択肢の一つとなる。ただし，この場合は粉体と撹拌翼の摩擦熱による溶融リスクがあり，ロングランテストにより適正な撹拌条件を見極める必要がある。

バッチ式の混合機を選択する場合は，一旦粉体を抜き出し後に混合機内に残存する粉体のコンタミリスク，撹拌軸シールへの粉咬みリスクなどを踏まえた多種多様な洗浄方法やその排出方法があり，運用面に対して十分な検討が必要になるが，従来からバッチ方式で混合している処方ならば，新たな品質管理も不要であり，連続生産システムにバッチ方式を組み込むハイブリッド型も検討されている。

1.2.3 造粒乾燥機

造粒部は，主にエクストルーダーにより原料とバインダーを練るため，練り込み方がポイントとなるが，粉体シミュレーションによる内部の可視化により，混練パドルの形や角度などを変えて，粉体にかかる圧力や滞留時間予測により，現象の理解を進めている。図2に，一例として粉体の接触力をシミュレーションした例を示す。

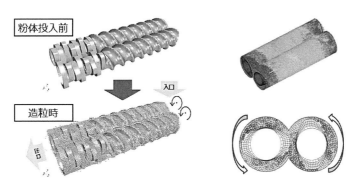

図2　2軸エクストルーダーモデルと内粒子の接触力計算

乾燥部は，気流乾燥方式（連続式）と流動層方式（バッチ式）に大別される。これらの特徴を表1に示すが，ここでは連続式について述べる。

気流乾燥の場合，乾燥配管中を加水された造粒物が熱風搬送される数秒の間に，初期含水率まで乾燥させなければならない。処理量や加水割合に応じて乾燥配管の必要長さは変わるため，それぞれの上限を見極めるための実粉テストが必要になるが，乾燥曲線を把握して乾燥シミュレーションによる限界含水率の予測や内部現象の理解も重要である。配管内では粉体付着

固形製剤とバイオ原薬の連続生産

表1 乾燥機採用留意点

項目	Benefit	Risk
流動層乾燥機	・バッチ生産で長年使用してきた実績（安心感） ・低融点化合物に対して，低温・長時間乾燥で対応可能	・目皿，フィルターの目詰まりリスク ・物性データ（粒度，水分値）のモニター箇所，管理手法が難しい（並列システム）
気流乾燥機	・目詰まりリスクが小さい ・乾燥顆粒の物性データ（粒度，水分）を即時にフィードバック可能（直列システム：粉体供給～乾燥＜1min）	・未知リスクの可能性 ・乾燥時間は数秒であるため，乾燥時間というプロセスパラメータが存在しない（安心感がない） ・吸気温度が100℃以上であるため，低融点化合物に不向き

と剥離によるAPIの含量不均一性も問題となるため，付着防止対策と乾燥能力補助の効果を同シミュレーションで検討している。付着粉体を洗浄するために付着力と相反する剥離力として管内壁にかかるせん断応力を用いている。得られたせん断力値を活用し，その閾値を実験で把握して，実機に反映している。

また乾燥後に気流中から造粒物を分離するサイクロンが設置されるが，サイクロン入流風速が早過ぎると造粒物の解砕が進むため，API回収率とのトレードオフとなることもあり，適切な入口風速になるよう開口部の寸法を慎重に決定する必要がある。

1.2.4 検査選別装置：iSorter

連続搬送中の粉体を切り出して粉体の検査（含量，粒子径，水分値）を行い，正常なもののみ選別して次工程に送る装置であり，弊社では独自に装置開発を行っている。

ここでNIRによるサイトグラス越しの粉体を検査するにあたり，ガラス面や内壁に残った粉体のセルフクリーニング機能を果たすAirブロー方式を開発した。また粉面検知により，計測部粉体量変動を抑えて嵩密度を安定させ計測の精度を向上させることを特徴としている。

1.3 品質管理戦略の検討とソフトセンサー，RTD実装化

1.3.1 医薬品製造の管理戦略

FDAが発行したPATに関するガイドライン（Guidance for Industry PAT-A Framework for Innovative Pharmaceutical Development, Manufacturing, and Quality Assurance (Sep-2004)）には，PATによる品質管理について述べられている。当該ガイドではプロセスを理解し，製品品質特性と，重要物質特性ならびに工程特性の（数学的）関係を導き出すこと，重要物質特性をPATツールにより制御することや，リアルタイムでの品質管理，さらに継続的な改善を求めている。

品質安定化のための制御やリリース判断のためには，リアルタイムでat/on/in-lineによる計測を行わなければならない。測定対象，測定する工程・装置・場所の選定，ならびに制御量

40

第2章　低分子原薬からバイオ原薬まで，連続生産の実際

と操作量の選定，そして品質良否判断基準と不良品排出手段など，Real time release testing を行う具体的品質管理戦略は実際にエンドユーザーに委ねられている。

PharmaStream®では，各個別工程の仕様は客先要望に応える形でシステムを構成するが，基本構成は原薬混合，造粒，乾燥，滑沢剤混合，打錠，コーティングの流れである。錠剤の重要品質は，API の含量均一性と溶出性であり，その他にも硬度や外観なども品質に含まれる。重要品質管理の方法は厳密に規定されてはいないものの，API の含量均一性に関しては，例えば前／後混合での各原料秤量，前混合での混合均一性，打錠前の API 含量均一性などの計測と管理が考えられる。溶出性に関しては，崩壊剤量や，硬度にも影響する滑沢剤量と混合度，打錠圧などの処方設計と運転条件に大きく依存するが，打錠前製品粉末の含水量と粒径分布の計測と管理も重要である。

リアルタイム品質管理を行うには，上述の重要物質特性（CMA：Critical material attribute）の連続計測を非侵襲で行うことが必要である。打錠圧や錠剤厚などは打錠機組込のセンサで直接計測し，打錠機内で制御が可能である。粒径分布計測に関しては，流下中の粒子群を計測する粒径分布計で計測可能で，方式は空間フィルタ法，収束ビーム反射測定法（FBRM：Focused Beam Reflectance Measurement），画像処理など，様々なものがある。一方，含量均一性や含量もしくは水分の計測には，通常は分光分析を用いる。ラマン散乱光やテラヘルツなど方式はいくつかあるが，最も一般的なのは NIR 分光分析計であろう。対象に照射した近赤外線（NIR）の波長毎の吸光度には，対象分子の原子結合の特徴が現れる。NIR 分光分析では，この波長毎の吸光度を解析することで，所望の成分情報を得る。また水分と粒径の制御に関しては，それぞれの操作量選定も重要な技術的要素である。弊社は，検査選別装置 iSorter に各種計測機構を実装することでエンドユーザーの管理戦略に応じたシステムを提供している。

1.3.2　ソフトセンサー基礎

ICHQ10（医薬品品質システムガイドライン）では，管理できた状態（State of Control）を保証することが求められている。厚生労働科学研究班作成の「サクラ開花錠 P2 モック」で提案されている CMA による管理が，この保証を具現化する一つの概念である。中間製品などの品質特性を PAT ツールでモニタリングして，FB（フィードバック）／FF（フィードフォワード）制御により品質上下限逸脱を防ぎ，発生した品質不良品は極力最小単位で廃棄することで，品質不良品削減を狙う。国内でも PMDA（独立行政法人医薬品医療機器総合機構）を中心とした研究会で具体策が議論されている。

状態の管理には，状態の把握が必要である。前項で述べた計測のうち，NIR 分光分析は吸光度をもとに，成分含量を推定する間接測定である。吸光度から成分含量情報を得るために，多変量解析を用いた推定モデル（検量線）を作成する必要がある。このような間接的計測は，ソフトウェアを用いることから，通称ソフトセンサーと呼ばれ，石油・化学プラントでは多数の応用事例がある。ここで吸光度を用いたソフトセンサーについて簡単に述べる。賦形剤に比較

41

して通常はAPI（主薬）量は少量であり，製品中には崩壊剤など，他の成分も含まれることから，検出したいAPI含量を同定するには，APIのみの特徴量が現れている波長帯域を選定する必要がある。選定した波長と吸光度群をもとに，予め作成してある検量線の線形モデル式に代入して，API含量を推定する。モデル式を作成するためには，まず各成分含量やその他の製造条件について標準値を中心に，処方変更したいくつかの検体を作成して，吸光度ならびに，HPLC（高速液体クロマトグラフ）などの参照データを計測する。そして多変量解析を用いてモデル式を作成する（図3）。検体条件作成には実験計画法を用いて効率化を図る。

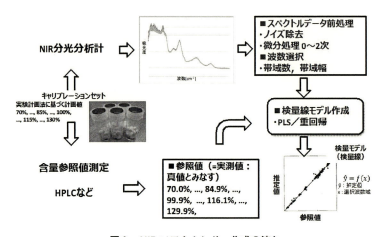

図3　NIRソフトセンサー作成の流れ

1.3.3　ソフトセンサーの課題と対応

　NIRソフトセンサーを作成するにあたり，検体計画立案，検体作成・計測の作業負荷が大きいことも難点であるが，多変量解析によるPLSなどの回帰モデル作成においても，スペクトルデータ前処理や，波数選択などの課題がある。スペクトルデータ前処理とは，SG法などを用いたデータの平滑化によるノイズ低減，SNV処理などの標準化，ならびに微分次数決定である。微分処理は，主に他の成分の吸光スペクトル情報に埋もれた対象成分の特徴量を先鋭化するために行われる。平滑化のための多項式次数と局所平滑化範囲設定，微分次数設定，ならびに波長選択は，一般にクロスバリデーションによるモデル精度を見ながら，試行錯誤で調整しているのが現状である。この作業は時間を要し，負荷が大きいだけでなく，最適調整が難しい。そこでPharmaStream®では東京大学との共同研究により，このデータ前処理と波長選択の自動化の手法を確立した。また検量線を用いないキャリブレーションフリー技術にも取り組んでいる。

1.4　PharmaStream®におけるPATシステム
1.4.1　製薬業界の動向

　近年製薬業界において，製品の品質のばらつきを極力抑え，かつ，出来高を高めに安定化し

て廃棄ロスを最小化するといった Operational Excellence を目指した取り組みが積極的に行われている。すなわち，単に製品品質が規格内に入るように製造していれば良いという時代ではなくなってきているということである。

また，1.1 項で述べたように固形製剤製造方式がバッチから連続プロセスに移行していく動きも活発化してきているとともに，製造のモニタリングの重要性がますます高くなってきている。特に連続プロセスではバッチプロセスのように工程完了の都度状況を確認して次工程への移行可否判断をするようなタイミングがないため，モニタリング機能を充実させ Operational Excellence（プロセス改善）を実現させる必要がある。

1.4.2　モニタリングに関する現状の課題

製造モニタリングシステムは，
・温度，圧力，風量など製造過程における各因子単体が対象
・デザインスペース逸脱有無が目的
であることが主流となっている。

しかしながら，ラボとは異なり実機製造環境では原料特性や湿度，ユーティリティなど（蒸気圧，熱媒温度など）の複数の外乱要素が関わってくるため，因子毎にデザインスペースを満足するように制御しているだけでは，製品品質のばらつきを抑えることが難しく，特に各社とも原料特性のばらつきの影響を吸収することに苦戦しているのが現状である。

このように因子毎の管理では限界があるため，外乱要素も意識して多変量で総合的に製造をモニタリングしていくことが必要である。FDA からも同様に MSPC（Multivariate Statistical Process Control）の手段が提示されている。

このような背景から，弊社の PharmaStrem®では，1.3 項で紹介したような水分や有効成分含有量などのソフトセンサーによる因子毎のモニタリングだけでなく，工程及び製造プロセストータルの状態をモニタリングする機能を加えた独自の PAT システムを装備している。参考までに，図 4 にシステム構成例，図 5 に PAT システムモニタリング画面例を示す。以降，その概要について紹介する。

1.4.3　MSPC を適用した PAT

弊社の PAT システムは，工程分析及び製品品質の規格は製品としてのパフォーマンスを発現させる 1 要素に過ぎず，測定されていない未知の品質が存在しているという考え方に基づいて構築されている。また，「ものづくり」の基本として，品質は原料からスタートして各製造工程によって作り込まれていくので，その状態そのものをモニタリングしていくことがシステムのあるべき姿と考えている。

一般的に自工程の製造状態により次工程に与える影響が複雑に変化し一様でない場合が多い。それゆえ，製品品質を安定化させるためには，原料特性から製品出荷までの各製造工程においてどのような製造状態を経て製造されているかをリアルタイムに把握することが重要になってくる。さらには，この製造状態の組み合わせとその結果作り込まれた製品品質や歩留り

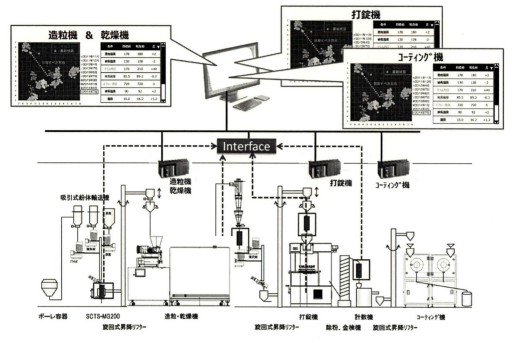

図4 システム構成例

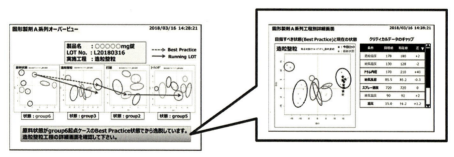

図5 PATシステムモニタリング画面例

などとの関係を整理して知見として保有していくことが，品質安定化の基盤となる。すなわち，各工程において「製品品質が良かった」時の状態を再現すれば，良品の安定生産が期待できるということである。これを実践していけば，仮に未知の品質が存在していたとしても，経験ベースではあるが品質の安定化が実現できる。並行して製造状態と製品品質との因果関係を追及していくことにより生産技術のブラッシュアップにもつながる。

MSPC機能でその状態を維持することにより，品質の安定化を実現していくシステムがMSPCを適用したPATである。弊社では通常，上述のPATを実現するための準備として以下の作業を実施している。ただし新規製剤の場合は以下の作業を実験／試作時のデータに対して実施し，それをたたき台にして，商業生産を通じてBest Practiceとなる製造状態の組み合

第 2 章　低分子原薬からバイオ原薬まで，連続生産の実際

わせをブラッシュアップしていく。

① 対象製品で取り扱う原料に関するロット毎の試験成績表及び受入検査データを整理
② 対象製品に関する原料及び製造の実績データを整理
③ 対象製品の製造実績から製造工程別に製造状態を可視化
④ 対象製品で取り扱う原料の特性状態の組み合わせパターンを可視化
⑤ 対象製品のロット別に原料特性状態を起点にして製品が産出されるまでの製造状態の組み合わせを整理
⑥ ⑤の組み合わせの中で品質，歩留りの観点での Best Practice を把握

　ここで製造状態とは，原料及び中間製品に直接作用する製造過程の温度，圧力などのすべてのプロセス変数を数学的な処理でベクトル化し合成することにより生成した新たな指標である。そして，製品ロット毎の製造状態を 2 次元平面に射影した上で類似製造状態を同じマーカーでグルーピングしたマップを作成することを製造状態の可視化と称する。

1.5　今後の展開

　本稿では，今後国内で採用が増えてくる固形製剤の連続生産製造において，必要機能及びその有効性について述べてきた。さらに，将来的にはバイオ医薬品も同様に連続生産に移行していくことが予想される。

　バイオ医薬品は，菌，細胞といった生き物を扱っているので，その活性状態によって最適な栄養源のフィード量，エアレーションのタイミングなどを把握，コントロールするために，本稿で紹介したモニタリングシステムはますます必要不可欠になっていくだろう。それゆえ，弊社も引き続き導入実績を積んで機能のブラッシュアップを取り進めていく。

45

2 小型連続晶析装置「リアクタライザー」

原田　諒＊

2.1 背景

国内市場で約7兆円，世界市場で86兆円の医薬品産業においては，医薬品原料の7割が晶析によって製造されている。医薬品の晶析においては，主に巨大な回分式の反応槽が用いられている。こうした回分式の反応槽を連続式の反応装置に置き換えることで，省スペース化が可能となり単位体積当たりの生産能力が向上する。その結果，製造プロセスの操業，保守等にかかるコストを削減できる。また，回分式の反応槽では生産量を増やす際，より大型の反応槽へのスケールアップが行われることが多いが，スケールアップの度に再現性の検証を実施せねばならず，生産時間を延ばすだけで生産量を増やすことのできる連続式に比べ，スケールアップに多くの時間・コストを必要とする。このような事情から，医薬品原薬の製造プロセス連続化への関心は高い。医薬品としての性能・品質を確保するためには，粒径分布等の物性値を正確に制御する必要があり，連続式ではこれに加えて長時間にわたって物性値の安定した結晶を作り続けることが求められる。弊社では，晶析工程を連続化でき，結晶の発生・成長速度を高め，なおかつ得られる結晶の粒子特性を正確に制御できる晶析装置を目標として装置開発を行い，マイクロ渦流連続晶析装置を開発した。

2.2 テイラー渦流と装置の特徴

2.2.1 テイラー渦流

本装置を開発するにあたって，小型の装置でも高い生産能力を達成することが求められたため，優れた微細撹拌能力を有することが知られていたテイラー渦流（以下，Taylor-vortexと記す）に着目し，化学反応を行う場である反応管に応用した。図1に示すように，外側の円筒

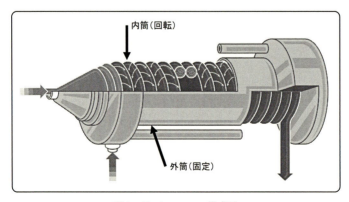

図1　Taylor-vortex 模式図

＊　Ryo Harada　㈱徳寿工作所　研究開発部

（外筒）と内側の円筒（内筒）の間に液を満たし，内筒をある回転域で回転させることで液と外筒，内筒との間に生じるせん断力によって特徴的な渦が発生する。この渦を Taylor-vortex といい，隣り合った渦が反対の向きに回転するという特徴がある。Taylor-vortex が生じるか否かは内筒の半径と回転数，内筒–外筒間のクリアランス幅，液の動粘度によって決まる。内筒の半径を r，角速度を ω，クリアランス幅を d，液の動粘度を ν としたとき，次の式で示されるテイラー数 Re

$$Re = \frac{r\omega d}{\nu}$$

の値が 120～140 のとき，図 1 に示すような Taylor-vortex が生じる。テイラー数が 140 以上になると，Wavy Taylor-vortex が生じる。Wavy Taylor-vortex は，隣り合う渦が逆の方向に回転している点は Taylor-vortex と同じであるものの，渦が軸方向に波打っているという特徴がある。さらにテイラー数が大きくなり 1000 以上になると，軸方向に変調を生じる Modulated Waves となり，それより上のテイラー数では次第に乱流へと遷移していく[1]。

2.2.2　反応管内部のクリアランスと操作条件

クリアランス幅が晶析条件に及ぼす影響としては，2.2.1 で述べたテイラー数の他にせん断応力がある。せん断応力を τ とおくと，r を内筒の半径，ω を角速度，d をクリアランス幅としたとき，

$$\tau \propto \frac{2\pi r\omega}{d}$$

の関係が成り立つ。内筒回転数，内筒の半径，クリアランス幅を調節することで，例えばテイラー数が同じ，すなわちクリアランス部に同じような渦が生じるものの，作用するせん断応力が異なる条件や，逆にせん断応力が同じであるがテイラー数が異なる条件を作り出すことができる。これにより，液の反応場であるクリアランス部におけるせん断応力の強弱や生じる渦の違いが晶析物に及ぼす影響を詳しく調べることができ，従来作ることのできなかった性質を持つ結晶粒子群を製造することが可能となる。

2.2.3　構造上の特徴

装置を設計するにあたり，反応管のクリアランス幅は mm オーダーとし，ラボ機では 1 mm，生産機では 1～4 mm とした。これにより，従来のマイクロリアクターで問題となることが多い閉塞を避けることができる。

また，反応管の先端部の形状が円筒形の場合，角の部分で液が流れない部分が発生して液が滞留し続ける現象や，2 液目が入ってくる箇所において液の逆流（バックミキシング）が生じる恐れがある。こうした現象が発生した場合，定常な状態を保つことができず，連続生産時に得られる晶析物の物性が安定しなくなってしまう。この問題に対処するため，先端部の形状を

円錐形とした。

　この他に，開発当初は反応液の出口を反応管の末端から少し離れた位置に付けていた。このため，液の出口と反応管末端との間にスペースができ，反応後の液が排出されずに残り続け，液の滞留時間にバラつきが生じてしまう可能性があった。そこで，反応液の出口を反応管末端に密着させ，反応後の液が滞留を起こすことのない構造とした。

　以上で述べた構造上の改良点（図2）により，反応管に入った液は入口から出口へ一定の速度で流れる押出し流れとなり，ポンプの送り速度と反応管体積から決定される滞留時間を経た後に排出され，従来の連続式晶析装置と比較して定常かつ安定した連続生産が可能となる。

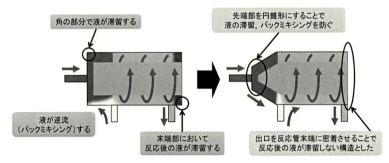

図2　構造上の工夫

2.2.4　装置

　内容積が19 mLのラボ機から，内容積が190 mLの実生産を想定した機種まで4機種を製作した。各機種のスペックを表1に示す。装置の接液部の材質はSUS316 Lとし，耐薬品性を高めた。一部機種では内部の流れを見ることができるようにするため，アクリルやガラス製の外筒も製作した。また，一部機種では外筒の外側部分に冷媒を流し，内部の温度を下げて冷却

表1　リアクタライザー仕様一覧表

種別		生産機				ラボ機	
名称		スタンダード型			高回転型	ラボ機	ラボ機 内部冷却型
クリアランス(mm)		1	2	4	3	1	1
直胴部の内容積(mL)		46	93	190	190	19	19
寸法	内筒	80mmφ×162mm			80mmφ×230mm	40mmφ×125mm	40mmφ×125mm
	外筒	88mmφ×162mm			86mmφ×230mm	42mmφ×125mm	42mmφ×125mm
材質	内筒	SUS316L			SUS316L	SUS316L	SUS316L
	外筒	SUS316L	SUS316L	アクリル	SUS316L	SUS316L	アクリル or ガラス	SUS316L	SUS316L
	先端部	SUS316L	SUS316L	アクリル	SUS316L	アクリル or SUS316L	SUS316L	SUS316L
ジャケットの有無		無	無	無	有	有	無	有	有
回転数(r/min)	Min				100	100	500	500
	Max				700	2000	4000	4000
max. $\tau \propto$		18423	9212	4606	17546	52638	52638
max. $Re \cdot v$		2932	5864	11729	25133	8378	8378

第2章 低分子原薬からバイオ原薬まで，連続生産の実際

晶析を行うことができるように，ジャケット付きの外筒を製作した。

　実生産機では，内筒回転数を 100～700 r/min の範囲で制御可能なスタンダード型（型式：MR-88-180-4）と，内筒回転数を最大で 2000 r/min まで上げることのできる高回転型（型式：MR-86-250-3）の2機種がある。スタンダード型ではクリアランス幅の異なる外筒が3種類用意されており，外筒を交換することでクリアランス幅を 1, 2, 4 mm と変化させて実験を行うことが可能である。高回転型はテイラー数・せん断応力が両方とも高い領域で晶析を行うことができ，粘度の高い溶液から微細な単分散の結晶を得る用途に適している。

　ラボ機は研究所での少量サンプルでの実験を行うことが可能なよう，生産機の1/10のスケールまで内容積を縮小して設計した。これにより，生産機で1条件の実験に溶液を 5～10 L 必要としていたのに対し，ラボ機では1条件あたり 500～1000 mL で実験が可能となった。その他の特徴として，図3の写真に示すように装置本体と実験に必要な器具類を設置できる架台が一体化しており，流量計や送液ポンプがセットになっている。そのため，設置スペースの他に場所をとることなくこの装置一式で一通りの晶析実験を行うことが可能となっている。

　また，ラボ機では内筒回転数を最大で 4000 r/min まで上げることが可能となっているが，高回転であるがゆえに軸とオイルシールの摩擦による発熱で内部の液の温度が上がってしまい，冷却晶析の実験時に晶析の妨げとなっていた。そこで，ジャケットとは別に，内筒の内部

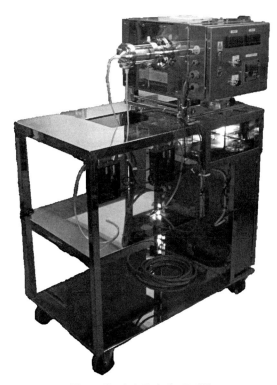

図3　リアクタライザーラボ機

にも冷媒を流すことのできる構造とした，新しい機種を開発した。

冷却構造の効果を検証するため，反応管内筒を 4000 r/min の回転数で回転させながらクリアランス部の水を循環させ続けるテストを，反応管内筒内部に冷却水を流した場合と流さない場合について行い，反応管のクリアランス部出口から排出される水の温度と，軸表面部の温度を測定した。90 分間の実験での出口水温および軸表面部の温度をプロットしたグラフを図 4 に示す。グラフより，内筒冷却水を流さない場合は軸の温度が上がり続け，それに合わせて出口水温も最終的に実験開始時から 5 ℃ 以上上昇してしまっていた。一方，冷却水を流した場合には軸の温度上昇は開始時より +10 ℃ 未満に抑えられており，出口水温も開始時より +5 ℃ ほどで落ち着いた。以上の結果より，反応管内筒内部に冷却水を流すことで，冷却晶析の妨げとなる軸の温度上昇が抑制されることを確認できた。

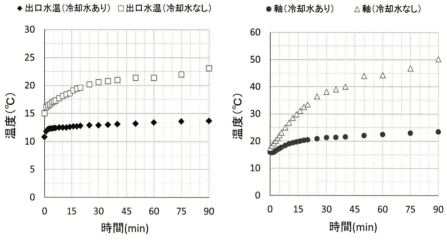

図 4　冷却実験結果

2.3　晶析事例

弊社では，東京農工大学の滝山教授とも共同研究を行い，リアクタライザーの性能を検証した。以下，いくつかの晶析事例について紹介する。

2.3.1　非溶媒添加晶析（塩化ナトリウム）

非溶媒晶析の一例として，塩化ナトリウムの飽和水溶液に非溶媒であるエタノールを加えることで過飽和を作り出し，塩化ナトリウムの結晶を得る実験を行った。まず，ビーカーで回分式の要領で晶析させた場合と，リアクタライザーで晶析させた場合の比較実験を行った。装置は生産機（内容積 190 mL，クリアランス幅 1 mm）を用い，内筒回転数を 300 r/min，滞留時間は 10 s とした。回分式，連続式ともに塩化ナトリウム飽和水溶液とエタノールを質量比で 7：3 の割合で反応させた。実験後，晶析物をろ過・回収しレーザー回折散乱法で粒子径分布を測定，SEM で結晶を観察した。その結果を図 5 に示す。結果より，リアクタライザーで晶析

第2章　低分子原薬からバイオ原薬まで，連続生産の実際

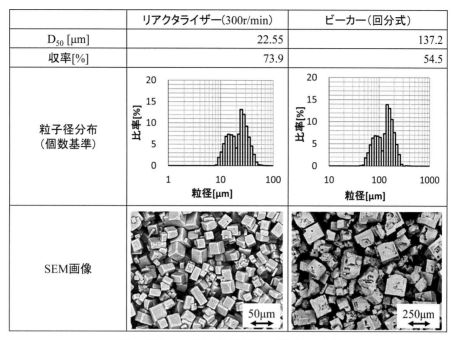

図5　塩化ナトリウム晶析実験　回分式との比例

を行うことにより，回分式に比べ収率が高く，粒子径の小さな結晶を得ることができた。またリアクタライザーで作った結晶は表面が平滑であるのに対し，回分式で作った結晶は表面が荒れていた。これは，リアクタライザーでは成長条件の偏りがなく均等に結晶成長することができたが，回分式では成長条件に偏りが生じ均等に結晶成長できなかったためと考えられる。

次に，リアクタライザーラボ機で内筒回転数を 750〜2500 r/min の範囲で変化させて晶析実験を行い，どのような違いが表れるかについて調べた。滞留時間，2液の混合比は回分式との比較テストと同じとした。得られた結晶の SEM 写真と平均粒子径 D_{50} を図6に示す。実験結果より，回転数 1000 r/min のときに平均粒子径 D_{50} が最も大きく，$D_{50}=12.3\,\mu m$ であった。内筒回転数 1000 r/min から回転数を大きくしていくと得られる結晶の粒径が小さくなっていき，内筒回転数 2500 r/min で最も小さな値である $D_{50}=4.54\,\mu m$ となった。リアクタライザーでの晶析では，内筒回転数が高いほど過飽和が結晶成長よりも核発生に消費され，結果として粒子径の小さな結晶が大量にできる傾向にある。この実験でもおおむねその傾向に沿った結果となったが，1000 r/min から回転数を下げた 750 r/min では粒子径が大きくならなかった。これは，回転数が低すぎて結晶成長に必要な溶媒が成長途中の結晶に十分に供給されなかったためと考えられる。

2.3.2　反応晶析（硫酸バリウム）

反応晶析のテストとして，硫酸ナトリウムと塩化バリウムを反応させて難溶性の硫酸バリウムを得る実験を行った。反応式は以下の通りとなる。

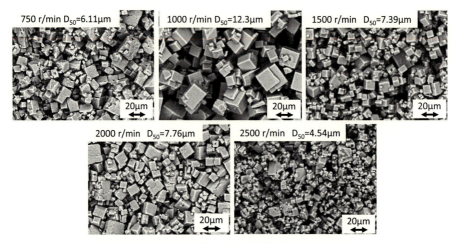

図6　塩化ナトリウム晶析実験　内筒回転数を変化させた場合の結果

$$Na_2SO_4 + BaCl_2 \longrightarrow BaSO_4 + 2NaCl \tag{1}$$

式(1)より，硫酸ナトリウム水溶液と塩化バリウム水溶液を反応させると，主生成物として硫酸バリウムが得られる。この他に，副生成物として塩化ナトリウムが生じるが，生成する量が少ないため全量が水に溶解し固形分としては残らない。よって，反応後の液をろ過することで硫酸バリウムだけを取り出すことができる。

　回分式反応槽を模したビーカーでの晶析と，リアクタライザーラボ機での晶析を行い，比較を行った。リアクタライザーの運転条件は内筒回転数1000 r/min，滞留時間10 sとした。硫酸ナトリウム水溶液（濃度0.1 M）と塩化バリウム水溶液（濃度0.1 M）の2液を反応させ，晶析物をろ過・回収した。得られた結晶の粒径分布をレーザー回折散乱法で測定し，SEMで結晶を観察した。結果を図7に示す。結果より，回分式では平板状の結晶ができたのに対して，リアクタライザーで晶析すると樹枝状の結晶が得られた。また，リアクタライザーで得た結晶は平均粒子径が小さく，粒子径分布が非常にシャープであった。以上の結果より，リアクタライザーで晶析することによって，回分式晶析に比べて微細で粒子径の揃った結晶を得られることがわかった。

2.3.3　L-アスパラギン酸の晶析（滝山研究室との共同研究）

　医薬品の製造を想定した実験として，L-アスパラギン酸ナトリウム水溶液と塩酸を反応させ，難溶性のL-アスパラギン酸を得る実験を行った。溶液の濃度は0.3 Mとし，回分式の反応槽を模したビーカーでの晶析実験と，リアクタライザーラボ機での連続晶析を行い，得られた結晶を比較した。リアクタライザーでの実験における滞留時間は66 sとした。得られた結晶のSEM写真を図8に示す。ビーカー実験で得られた晶析物は無数の微結晶が凝集した粗大な結晶であったのに対し，リアクタライザーで得られた結晶は凝集のない微細なものであった。

第2章　低分子原薬からバイオ原薬まで，連続生産の実際

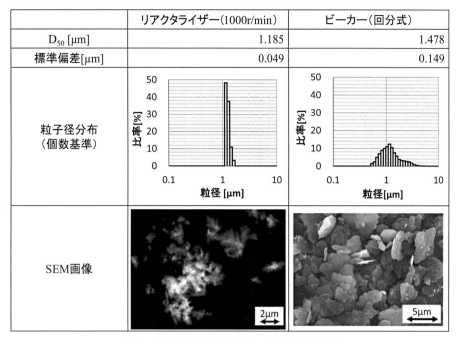

図7　硫酸バリウム晶析実験　回分式との比例

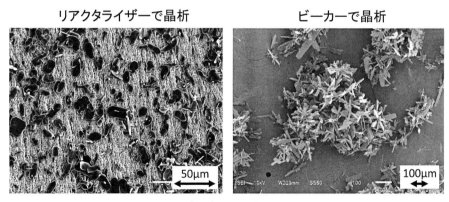

図8　L-アスパラギン酸の晶析で得られた結晶

L-アスパラギン酸の晶析においても，Taylor-vortexによる強力な微細撹拌作用が結晶の核化を促進しつつ，生成した結晶の凝集を抑えることで，微細で粒子径の揃った結晶粒子群を得ることができたと考えられる。L-アスパラギン酸の晶析実験の結果より，回分式反応槽においては結晶の凝集が著しい場合であっても，リアクタライザーを用いて晶析を行うことで，凝集を起こすことなく微細な結晶粒子群を製造できることがわかった。

2.4 まとめ

弊社では，Taylor-vortex を反応管に応用し，押出し流れによる安定した連続晶析運転が可能な装置，リアクタライザーを開発した。リアクタライザーは反応管内容積の異なるラボ機，生産機をラインナップに揃え，内部冷却構造の機種も開発した。リアクタライザーを晶析に用いることで，従来の回分式晶析に比べて微細で粒径の揃った結晶粒子群を製造でき，内筒回転数を変化させることで得られる結晶の平均粒子径を制御することができた。また，滝山研究室との共同研究では，回分式晶析では凝集した粗大な結晶しか得ることのできなかった L-アスパラギン酸の晶析において，リアクタライザーを用いることで凝集のない微細な結晶粒子群を製造することができた。

謝辞

L-アスパラギン酸の晶析に関するデータは，滝山研究室のご厚意により掲載させていただきました。ここに記し，感謝申し上げます。

文　　献

1) C. D. Andereck *et al.*, *J. Fluid Mech.*, **164**, 155-183 (1986)

3 高効率小型連続反応器「ミリリアクター」

梶田　理*

3.1　はじめに

　一般的に連続生産プロセスはバッチプロセスに比べ，設備のダウンサイズ，ユーティリティコストの低減，安全性の向上が可能と言われている。化学反応プロセスにおいてもマイクロリアクターと呼ばれる超小型連続反応器が出現して以来，マイクロリアクターを利用することで従来主流であったバッチ反応プロセスを積極的に連続反応システムへ変換する試み，或いはマイクロリアクターをバッチプロセスでは難しい反応への適用が精力的に検討されてきた。マイクロリアクターはその迅速な混合・高い温度制御性から，選択性や反応率に於いてバッチプロセスを超える例が数多く報告されている。また，製造設備の小型化やエネルギー効率などの点でも有利であるとされ，連続反応プロセスの切り札として考えられている。

　しかし，今日マイクロリアクターを実製造プロセスに応用し，成功した事例はどれほどあるだろうか。一般的にマイクロリアクターのスケールアップはナンバリングアップの手法がとられる。マイクロリアクター1台当たりの処理量は数mL/分である場合が多く，年間100トンクラスの製品ともなれば数百台のリアクターを24時間365日安定して働かせる必要がある。例えば，通液量1 mL/分のマイクロリアクター1基は24時間で1.44 L，1日1000 Lを処理するには約700台が必要である。これほどの設備を安定的に制御するのは現実的ではないし，バッチプロセスに比べ設備規模やコストで不利になる可能性が高い。こうした事情を考慮すると，一部の高付加価値製品や資金力のある大企業における事例を除けば，ラボ検討はしたものの導入には至らなかったというケースはかなり沢山あるのではないかと推測される。

　日曹エンジニアリングでは2010年頃からマイクロ化学の技術を応用し，より大量生産，連続生産につながる技術，装置，設備の開発を進めてきた。我々が開発した「ミリリアクター」（写

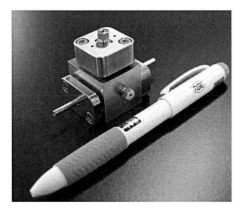

写真1　日曹エンジニアリング㈱　ミリリアクター

＊ Satoshi Kajita　日曹エンジニアリング㈱　エンジニアリング部　技術開発研究所　所長

真1）はその一連の研究開発成果の一つであり，マイクロリアクターの長所を残しつつ，短所である通液量の問題を独自技術で解決した連続反応器である．

3.2　「ミリリアクター」[1]の基本概念と開発経緯

マイクロリアクターとしてはY字型リアクターが知られている（図1）。

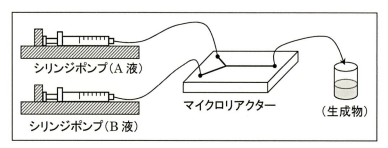

図1　Y字型マイクロリアクター及び装置構成例

マイクロリアクターへ導入されたA液B液はY字マイクロチャンネル内で層流域の2液として接触し，この接触面からの拡散混合により反応が進行していく（写真2）。

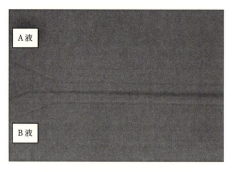

マイクロリアクター：溝幅100μm×溝深40μm
A液：1％フェノールフタレインエタノール溶液　10μL/分
B液：0.1N 水酸化ナトリウム溶液　10μL/分

写真2　Y字型マイクロリアクターによる混合・拡散様子

単純にこの接触面積を増やせば反応効率は大きくなるが，2液接触面積を増やす手法として，マイクロチャンネルを長くする，一つの反応器にマイクロチャンネルを並列させるといった方法は既に知られた手である．しかし，リアクターの圧力損失や閉塞リスク，加工難度の増加を伴う．

そこでY字型リアクターを立体的に考え，2液層流状態を円筒に沿って新体操のリボンを回すようにクルクルと旋回させることで界面のサンドイッチが形成され，隣り合う2液の接触面積が増えると考えた（図2）．実際にベンジルアルコールと水の2液（A液，B液）を円筒形流路へ垂直方向から注入するモデルで検証したところ，流速に応じて数回転の螺旋状に流れる

第2章　低分子原薬からバイオ原薬まで，連続生産の実際

旋回流が形成されることを確認できた（写真3）。さらにAB2液の注入位置と混合効率を検討した結果，接線流入が最も良い結果を与えることが分かった[2]。

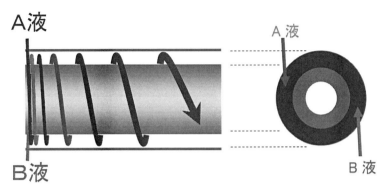

図2　螺旋状旋回流イメージ

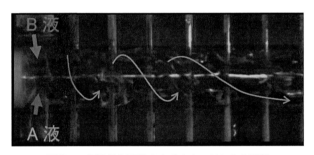

写真3　螺旋状旋回流の高速度カメラによる解析

このAB2液混合の様子を，流体解析ソフト[3]を用いてシミュレーション解析を行った。リアクター注入後1/3回転程度までは明確にA液B液の平行流を保つものの，以降は急激に拡散・混合が進み，さらに1回転すると新たに注入する流れと接触し，さらなる混合が起こる様

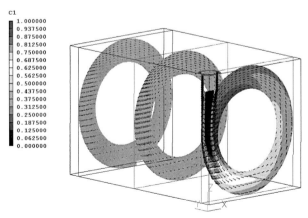

図3　流体解析ソフトによる螺旋状旋回流の解析

57

子が見て取れる（図3）。実際には旋回流は複数回転存在しているものと考えられ，全体としてはテイラー流様の螺旋状旋回流を形成し，高度な混合が起こっているものと考えられる。

3.3 「ミリリアクター」混合性能について

リアクター混合性能を Villermaux-Dushman 反応（式1）によって評価し，市販マイクロリアクターと比較した。マイクロリアクターは微量通液量から即座に吸光度が低下し10 mL/分でほぼ遊離ヨウ素が観測されなくなる。即ち瞬時に完全な混合に到達し，中和反応が支配的になることが分かる。これに対しミリリアクターは30 mL/分以上で同等の吸光度を示し，混合効率でマイクロミキサーに引けを取らないことが分かる。このようにマイクロミキサーに比べ大流量で同等の混合性能を発揮している点は，フローリアクターにおけるスケールアップを考える上でリアクター選択の重要因子となる。また，このミリリアクターは流量比を5：1へ変更しても（合計流量54 mL/分時）ほぼ同等な吸光度を示し，ある程度変則的な流量比でも混合効率を維持する柔軟性も持ち合わせていることが分かる（図4）。

Villermaux-Dushman 反応

$$CH_3COONa + HCl \longrightarrow CH_3COOH + NaCl \quad \text{〔中和反応〕}$$

(1)

$$5KI + KIO_3 + 6HCl \longrightarrow 3I_2 + 6KCl + 3H_2O \longleftrightarrow 2I_3^- + 6KCl + 3H_2O \quad \text{〔酸化還元反応〕}$$

上記反応は中和反応と酸化還元反応が競争関係にあり，中和反応は酸化反応に比べ反応速度は充分に大きい。従って混合が速いほど中和反応が優先し，酸化還元反応の割合が減少，ひいては遊離ヨウ素（I_2，I_3^-）濃度が低下する。このI_3^-濃度に由来する吸光度（$\lambda = 352$ nm）を測定することで混合性能を評価できる。

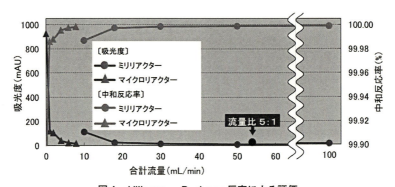

図4　Villermaux-Dushman 反応による評価

次に流量に対する圧力損失をやはり市販のマイクロリアクター3機種と比較した。何れのマイクロリアクターも流量の増加に伴い2次曲線的に圧力損失が急激に増加するのに対し，ミリリアクターはこれら3機種よりも圧力損失はずっと小さく，流量の増加に対する圧力損失の増

加もなだらかである(図5)。

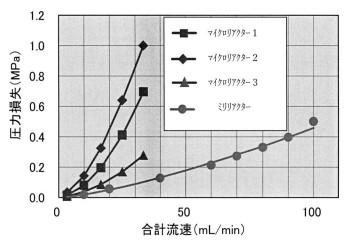

図5　リアクター流量と圧力損失の関係

　以上のことから我々の開発したミリリアクターは，従来のマイクロリアクターでは実現できなかった大流量を可能としながらマイクロリアクターに引けを取らない混合性能を兼ね備えるという実用性の高い理想的な小型連続反応器である。

3.4　「ミリリアクター」を使用した反応例[4]

　次にミリリアクターを実際に使用した反応例をいくつか紹介する。

3.4.1　Grignard反応

　n-ブチルマグネシウムクロライドとアセトフェノンによるGrignard反応の例を示す(式2)。原料A液として濃度1Mのアセトフェノン THF 溶液，原料B液として濃度2Mのn-ブチルマグネシウムクロライド THF 溶液を調製し，室温下にて同体積分を反応させた。反応液は塩化アンモニウム水溶液でクエンチし，ガスクロマトグラフにて生成物を定量した(図6)。

$$\text{PhCOCH}_3 + \text{n-BuMgCl} \longrightarrow [\text{Ph-C(OMgCl)(CH}_3)\text{-n-Bu}] \xrightarrow{H^+} \text{Ph-C(OH)(CH}_3)\text{-n-Bu} \quad (2)$$

　ミリリアクター連続反応結果と同スケールにおけるバッチ反応結果を比較した(表1)。生成物の3級アルコールの反応率はバッチ，ミリリアクターどちらもほぼ同程度であるものの，原料B液25 mLへ原料A液25 mLを滴下する合計50 mLのバッチ反応ではA液滴下時の反応温度20℃を維持しつつ滴下するのに30分を要したのに対し，原料A及びB液を各々9 mL/minで20℃にて流通させたミリリアクターではわずか2.8分で50 mLの反応液が得られた。これは単純な比較をすれば実に10倍近い生産効率の向上と言える。

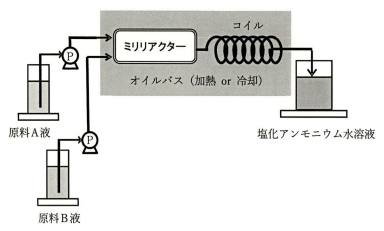

図6 グリニア反応の装置例

表1 ミリリアクターによる連続反応とバッチ反応の結果

	反応条件		液量	反応率
ミリリアクター連続反応	A:アセトフェノン溶液 B:グリニャール溶液	9 mL/min. 9 mL/min.	18 mL/min. × 2.8 min. ＝50 mL	85%
	反応温度 反応時間	20℃ 2.8 min.		
バッチ反応	アセトフェノン溶液 グリニャール溶液	25 mL(滴下) 25 mL	25 mL＋25 mL ＝50 mL	87%
	反応温度 反応時間	20℃ 30 min.		

1/10

3.4.2 ベンジルアルコールの臭素化

3.4.1項と同様にして，A液ベンジルアルコール（1.25 M）とB液3-臭化リン（2.5 M）を40℃にて合計5 mL/分で通液（滞留時間94 s），反応は冷水にてクエンチした。反応液中の生成物をNMRで定量したところ収率96.7％であった（式3）。

$$\text{PhCH}_2\text{OH} + \text{PBr}_3 \xrightarrow[\text{反応時間 90 秒}]{40℃} \text{PhCH}_2\text{Br} \quad \underline{\text{反応率 97\%}} \tag{3}$$

3.4.3 アルデヒドのDIBAL-H還元

3.4.1項と同様にして，A液ベンズアルデヒド（0.66 M），B液DIBAL（1.0 M）を40℃にて合計10 mLで通液（滞留時間45 s），反応液は希塩酸にてクエンチした。反応液中の生成物をNMRで定量したところ収率はほぼ100％であった（式4）。

$$\text{PhCHO} \xrightarrow[\text{40℃, 反応時間 45 秒}]{{}^{i}\text{Bu}_2\text{AlH}} \xrightarrow{\text{H}^+} \text{PhCH}_2\text{OH} \quad \text{反応率 100%} \tag{4}$$

*^{i}Bu₂AlH : DIBAL-H（水素化ジイソブチルアルミニウム）

3.4.4　芳香族化合物のリチオ化・ホルミル化反応

芳香族リチオ体は不安定であり，場合によっては爆発危険性があるため，調製後，低温且つ短時間で反応させるのが望ましい。また，反応熱が大きく，効率的に除熱する必要もある。この要求を満たすためにミリリアクターを 2 段設置し，生成させた芳香族リチオ体を逐次反応させた例を示す（式 5）。

$$\text{R}{-}\text{C}_6\text{H}_{4}{-}\text{H} \xrightarrow{\text{n-BuLi}} \text{R}{-}\text{C}_6\text{H}_{4}{-}\text{Li} \xrightarrow{\text{HCOOCH}_3} \text{R}{-}\text{C}_6\text{H}_{4}{-}\text{CHO} \tag{5}$$

芳香族化合物と n-ブチルリチウム溶液を －30 ℃ に冷やしたオイルバス内のミリリアクター（1 段目）に通液させた。混合すると瞬時に芳香族リチオ体を生じ，このリチオ化反応液とギ酸メチルを －30 ℃ で 2 段目のミリリアクターにて反応させベンズアルデヒドを得る（図7）。同スケールで検討したバッチ反応結果と比較すると反応率はほぼ変わらないが，ミリリアクターはバッチ反応に比べ 1/90 の時間で反応処理することができた。これは芳香族化合物へ n-ブチルリチウム全量を滴下されるのを待つ必要のあるバッチ反応に対し，1 段目の反応で生成したリチオ体を即座にギ酸メチルと反応できるためである。また，バッチ反応の最適条件は －60 ℃ を要したが，ミリリアクターでは －30 ℃ で処理可能となり，スケールアップ時の省エネ効果も期待できる（表 2）。

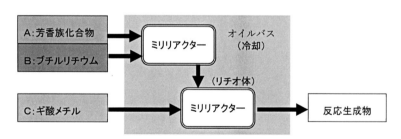

図 7　芳香族化合物のリチオ化・ホルミル化反応装置構成

表 2　芳香族化合物のリチオ化・ホルミル化反応の結果

	反応条件		反応率
ミリリアクター連続反応	－30℃	3 min.	89%
	+30℃	1/90	
バッチ反応	－60℃	280 min.	87%

3.4.5 金属酸化物の還元反応

次に粒子を含有する反応液の通液として金属酸化物スラリーの還元反応例を示す。

中位径（D50）が4 µm，最大粒子径が30 µm の金属酸化物スラリー 20 mL/分と還元剤溶液 10 mL/分を80℃ に保持させたオイルバス内のミリリアクターにて反応させた（式6，混合装置構成は図6参照）。市販のマイクロリアクターで同様の反応を行ったところ，リアクター内で即座に閉塞してしまったのに対し，ミリリアクターでは20分通液させても閉塞は起こらず，還元された金属スラリーを収率良く得られた（表3）。

$$\text{M-Oxide} \xrightarrow{\text{還元剤}} \text{M} \tag{6}$$

表3　金属酸化物スラリーの還元

	反応条件		液量
ミリリアクター連続反応	A：金属酸化物スラリー ＊	20 mL/min	30mL/min×20min =600mL
	B：還元剤液	10 mL/min	
	反応温度	80℃	
	反応時間	20min	

＊中位径 D50 =4 µm　（最大粒子径 30 µm）の金属酸化物 10wt%を含有

3.5　最後に

従来のマイクロフローリアクターは微細空間での拡散による高い反応効率が特徴であったが，この微細空間での混合であるが故の1基当たり処理量の小ささが欠点となり，ナンバリングアップによるスケールアップを難しいものにしてきた。我々は「マイクロリアクターを1サイズ大きいミリサイズで実現する」をコンセプトに「ミリリアクター」の開発を開始した。拡散による混合に加えテイラー流様の乱流混合を導入することで混合効率を維持したまま1基当たりの処理量を増加させることに成功した。

反応空間がマイクロリアクターより大きいことで1基当たりの処理量が大きいことはもちろん，従来のマイクロリアクターでは難しいとされた高粘度液やスラリー液にも対応可能である（表4）。

日曹エンジニアリングはミリリアクターだけでなく，フロープロセス化に不可欠な送液システム，冷却システム，連続蒸留などを「ミリシリーズ」として開発，ノウハウを蓄積している。「ミリリアクター」をはじめとしたこの「ミリシリーズ」を広く普及させることで化学産業の革新と発展に寄与できると確信しており，連続生産プロセスによる企業化を検討されている企業開発研究者の一助になれば幸いである。

第 2 章　低分子原薬からバイオ原薬まで，連続生産の実際

表 4　ミリリアクター基本仕様

材質（接液・接ガス部）	ステンレス　　ハステロイ
送液量　（合計流量）	基本型：10～100mL／min　・・・最大144L／day （～1000mL／min 大流量型もあり）
使用可能温度	−60 ～ 200℃
設計上限圧力	10 MPa
通液可能粘度	～ 100mPa・s （参考）ウスターソース 10mPa・s，オリーブオイル 100mPa・s，トンカツソース 1000mPa・s

文　　　献

1)　WO2011-125318
2)　特開 2010-264434
3)　PHOENICS，Concentration Heat and Momentum Limited
4)　大阪府立大学／理学系研究科「柳研究室」（現福山研究室）協力の下に実施

4 抗体医薬連続製造のための「Cadence™」製品シリーズ

長谷川孝夫[*]

4.1 はじめに

　抗体医薬は世界の医薬品売上高ランキング TOP10 のなかにあって 7 品目を占めており治療用医薬品の主力となっている。日本で承認された抗体医薬（Fc 融合タンパク質を含む）は2018 年には 10 品目がさらに加わり 60 品目以上となった[1]。さらに近年では，抗体分子にリンカーを介して抗がん剤を結合させた抗体薬物複合体（ADC）や，2 つの抗原認識部位をもつ二重特異性（バイスペシフィック）抗体，低分子化抗体などの次世代型抗体医薬も開発されている。また先発抗体医薬の特許期間の満了によるバイオ後続品（バイオシミラー）も上市されるなど抗体医薬は大きな注目を集めており，今後もますますの市場拡大が予測されている[2]。

　しかし，市場環境の変化（市場のグローバル化，ブロックバスターの減少，バイオシミラーの登場，政府による保健医療費の抑制策など）により，生産効率を大幅に改善し，より多品種少量生産にも柔軟に対応でき，開発や生産施設への設備投資を低減できる革新的な連続製造技術に業界の注目が集まっている[3,4]。

　このような状況の中で，ポールはバイオ医薬品の連続工程を実現するための要素技術の開発を早くから進め，従来のバッチ式単位操作を連続式単位操作に対応させた「Cadence™」製品シリーズの開発を行ってきた。

　すでに連続製造は食品，石油，ファインケミカルなどの産業で広く実用化され，需要に応じたフレキシブルな製造計画の実現，開発期間・開発コストの削減など，経済的・時間的なコスト削減や設備投資の効率化を実現してきた。医薬品産業においても製造工程の連続方式導入の検討は欧米を中心にすでに 10 年以上前から始まっており，米国の FDA や日本の PMDA などの規制当局もこの革新的製造技術の導入について強い後押しを行っている[5,6]。

　本稿では抗体医薬品の製造工程における単位操作を連続化し，さらにそれらを統合した「End-To-End（一気通貫）」型の連続製造を可能にする「Cadence™」製品シリーズについて紹介する。

4.2 抗体医薬製造工程における単位操作

　連続製造とは原料または混合物を連続的に製造工程内に供給し，生産物を継続的に取り出す生産方法である。従来の抗体医薬の製造工程は，アップストリーム工程の細胞培養から始まり，ダウンストリーム工程では細胞除去，清澄化，抗体画分の回収・精製，ウイルスの不活化・除去，濃縮，脱塩・バッファー交換，最終ろ過滅菌などといった 10 以上のバッチ法による単位操作が行われている。

＊ Takao Hasegawa　日本ポール㈱　バイオテック事業部　第一営業ユニット　シニアスペシャリスト

第2章 低分子原薬からバイオ原薬まで，連続生産の実際

抗体医薬の製造プロセスにおける代表的な単位操作とそれらに対応するCadence™製品を表にまとめた（表1）。これら単位操作を連続処理するCadence™製品を使用することでエンドユーザーは誰にでも連続製造のプロセス開発検討を行うことが可能である。

表1　抗体医薬製造工程における代表的な単位操作

単位操作	使用される技術・手法	使用される機器・製品	Cadence™ シリーズ
細胞培養	フェドバッチ培養 パーフュージョン培養	バイオリアクター	
清澄化（細胞分離）	遠心分離 デプスろ過 限外ろ過	遠心分離機 デプスフィルター 細胞回収（パーフュージョン）	Cadence AS for Clarification Cadence AS for Perfusion
回収（キャプチャー）	カラムクロマトグラフィー	アフィニティーカラム	Cadence BioSMB
ウイルス不活化	低pH処理	ミキサー（pH調整用）	Cadence VI
濃縮	限外ろ過（UF）	TFFカセット	Cadence ILC
精製（ポリッシング）	カラムクロマトグラフィー メンブレンクロマトグラフィー	イオン交換カラム イオン交換メンブレン ミックスモードカラム	Cadence BioSMB
バッファー交換・脱塩	限外ろ過（UF）	TFFカセット	Cadence ILDF
ウイルス除去	ナノろ過（NF）	ウイルス除去フィルター 中空糸型限外ろ過	
ろ過滅菌	精密ろ過（MF）	滅菌フィルター	

4.3　細胞除去・回収工程の連続化

Cadence™ Acoustic Separator（AS）は超音波による三次元定常波の音響分離技術を応用したCHO細胞培養液の清澄化工程の連続化を行うシステムである。フェドバッチ培養後の清澄化を行う「Cadence™ Acoustic Separator for Clarification」とパーフュージョン連続培養中における細胞回収を行う「Cadence™ Acoustic Separator for Perfusion」の2種類の製品開発が進められている（図1, 表2）。

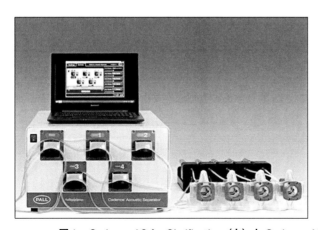 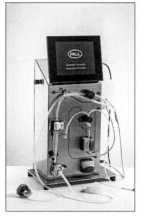

図1　Cadence AS for Clarification（左）と Cadence AS for Perfusion（右）

表2 Cadence Acoustic Separator 基本仕様

製品名	対応する培養細胞密度 (cell/mL)	処理量 (L/hr)
Cadence Acoustic Separator for Clarification（フェドバッチ培養）	20〜50×10⁶	0〜3.6（スループット量）
Cadence Acoustic Separator for Perfusion（パーフュージョン培養）	20〜100×10⁶	0〜14（循環流量）

　Acoustic Separator の分離チャンバー内では，トランスデューサーで発生させた音波をリフレクターで反射させチャンバー流路内に三次元の定常波（移動しない波）を発生させている。ここに細胞程度の大きさの粒子が運ばれてくると，粒子は音響放射圧によって定常波の結束点に沿って移動して，Clarification モデルでは細胞は凝集塊となってチャンバー内で沈降してペリスタルティックポンプにより除去される。Perfusion モデルでは分離チャンバーの形状と定常波の主力が最適化されて，細胞だけがチャンバー内で押し戻されて培養装置へ回収される（図2）。

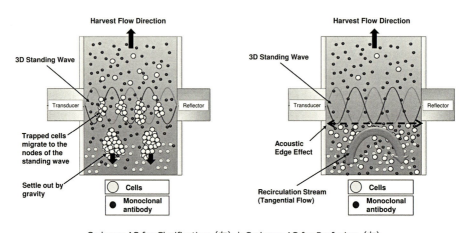

Cadence AS for Clarification（左）と Cadence AS for Perfusion（右）
図2　Cadence AS による三次元定常波音響分離の模式図

　Acoustic Separator による工程を従来の遠心分離機と比較した場合，機械的な駆働部分がなく設備を簡略化でき，フェドバッチ培養後の回収では後段の清澄化に必要なデプスフィルターの面積を大幅に削減できる。また，パーフュージョン連続培養では細胞回収用の限外ろ過フィルターなどを使用しないため時間経過による目詰まりからの処理量の低下がなく，より長

時間の安定した連続運転が可能である。

　注）製品は開発中のため，外観および仕様などが変更される可能性がある。

4.4　クロマトグラフィー工程の連続化

　カラムクロマトグラフィーによる分離精製は典型的なバッチ法による工程である。従来のクロマトグラフィー工程では分離カラムにおいて平衡化，吸着，洗浄，溶出，再生といった各ステップが順番に行われ，ひとつのステップが終了するまで次のステップは待機していなければならなかった。このクロマトグラフィー工程の連続化のためには，複数の送液ポンプと複数のカラムを使用して，さらに「カラムスイッチング」によってカラムへの流路を切り替えることで，分割された各ステップを同時に実行して連続化を行うマルチカラムクロマトグラフィーが実用化されている。

　ポールは実験室レベルにおけるプロセス開発用の Cadence™ BioSMB PD システムから 2000 L スケールのバイオリアクターからの回収・精製に必要とされるスループットにも対応した Cadence™ BioSMB Process 80 および 350 の 3 種類のシステムを製品化した（表 3）。

表 3　Cadence BioSMB システムの基本仕様

製品名	最大スループット	最大カラム本数	用途
Cdence BioSMB PD	100mL/min	16	プロセス開発
Cdence BioSMB Process 80	80L/hr	8	小規模フェドバッチ培養 パーフュージョン培養
Cdence BioSMB Process 350	350L/hr	8	フェドバッチ培養

　マルチカラムクロマトグラフィーシステムにおいて「カラムスイッチング」機構は極めて重要な部分である。一般的な機械式バルブによる流路切り替え方式では，カラム本数が増えると相対的に必要なバルブの数が増えて流路が複雑化し，システム全体の洗浄性やメンテナンス性が低下する。BioSMB システムに採用された「バルブカセット」はアクリル樹脂製のブロックに横方向および縦方向の配管流路が作られており，各縦横の配管の交点に流路を切り替えるためのダイアフラム式のバルブが配置されている。流路とバルブを一体化したシンプルな構造は液溜りない高い洗浄性と簡単に交換可能なメンテナンス性の良さを兼ね備えている（図 3）。

　プロセスシステムは GMP 製造に準拠した仕様を持ち，バルブカセットを含めてすべての配管流路（マニホールド）がシングルユース対応となっている。ガンマ線滅菌済みのマニホールドは 30 分以内での迅速な交換が可能である。

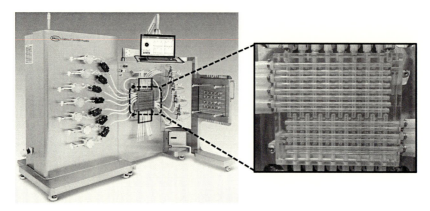

図3　Cadence BioSMB Process システムとバルブカセット

4.5　ウイルス不活化工程の連続化

低 pH 処理は多くの抗体医薬品製造プロセスにおいて初期回収クロマトグラフィー工程後に採用されている実績のあるウイルス不活化法である。低 pH 処理工程による不活化工程の連続化への対応では，スタティックミキサーを使用してインラインで pH 調整を行いコイル状配管による保持とインラインでの中和を行う連続プラグフロー方式や，配管流路への UV 照射などによる取り組みがあるが，Cadence™ Virus Inactivation（VI）システムは並列に設置された 2 基の pH センサーを持つミキサー内で pH 調整，保持，中和，および次工程への送出を交互に行う自動化システムである（図 4）。

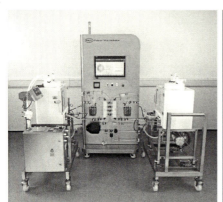 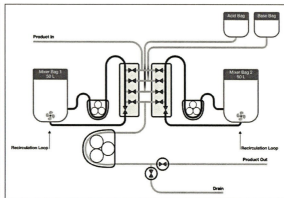

図4　Cadence VI システムと流路模式図

このシステムではスループットの連続性に一時停止が発生するが，このアプローチには次のような利点がある。
① 不活化の機序が規制当局によって承認された実績のある低 pH 不活性化法と同じである。
② クロマトグラフィー工程からの一時的な収集は，溶出画分の均質化し，ウイルス不活化に

第2章　低分子原薬からバイオ原薬まで，連続生産の実際

対するタンパク質濃度勾配の影響を排除する。

③　ミキサー内への収集量を調整することで，スループットの変更にも柔軟に対応が可能である。

④　有機溶媒／界面活性剤などを使用する他の不活性化方法にも応用可能である。

システムで使用される配管流路系（マニホールド）はシングルユース対応であり，デッドボリュームやキャリーオーバーがないようにデザインされている。ガンマ線滅菌されたマニホールド 30 分間以内での設置・交換が可能である。

Cadence™ VI システムは，GMP 製造に対応した制御ソフトウェアにより一連の操作は完全に自動化され，前工程の BioSMB システムと連結した統合運用も可能である。オペレーターの関与によるエラーのリスクを低減し，大幅な省力化が期待できる。

4.6　濃縮工程の連続化

限外ろ過膜を使ったタンジェンシャルフローろ過（TFF）による濃縮工程は抗体医薬品の製造工程のさまざまな段階で非常によく使用される技術である。一般的な濃縮工程では，全量を保持したタンクから限外ろ過膜を介した流路を循環させ，目的の濃度に達した時点で終了する。

ポールは濃縮工程の連続化を実現するため，特許取得済みのシングルパス TFF 技術による Cadence™ In-Line Concentrator（ILC）を製品化した。シングルパス TFF 技術では，カ

表 4　Cadence ILC 基本仕様

モジュール型式	T01	T02	T12	T06
膜面積(m^2)	0.065	0.13	0.7	3.5
供給流束 (L/min)	0.05 - 0.3	0.1 - 0.7	0.6 - 3.5	2.9 - 17.5
分画分子量	10KDa 30KDa			
UF膜材質	Delta (再生セルロース) Omega (ポリエーテルスルホン)			
モジュール構成	4シリーズ，7カセット (3 + 2 + 1 + 1)			

セットデバイスの内部に4段の限外ろ過工程の分離ステージを構成し，それらを連結したひとつの細く長い流路を通る際に多段階で濃縮が行われる。一回の通過で十分な濃縮が行われるため再循環のための保持タンクが不要となり，2次側からは一定濃度の濃縮液が連続的に供出される（表4）。

Cadence™ ILC はシングルユース対応のデバイスであり，従来の限外ろ過膜のような固定のためのホルダーが不要であり，目的に応じて自由に工程内に配置することが可能である。すでに，さまざまな処理量に対応した各種サイズのデバイスが製品化されており，クロマトグラフィー工程前後での濃縮や，最終調整工程における濃縮の連続化が可能である。

4.7 脱塩・バッファー交換工程の連続化

透析ろ過（ダイアフィルトレーション：DF）はカラムクロマトグラフィーの前後での脱塩・バッファー交換，または最終原薬の調整などで使用されているが，限外ろ過工程と同様のバッチ処理であり一気通貫型の連続製造を実現する上での技術的障害となっていた。

一般的な透析ろ過工程では再循環系を持つ限外ろ過の工程中に濃縮された分を目的のバッファー成分で希釈することで行われている。ポールはシングルパスTFF技術を応用することで，連続的な透析ろ過による脱塩・バッファー交換を可能にするCadence™ In-Line Diafiltration（ILDF）を製品化した（表5）。

表5 Cadence ILDF 基本仕様

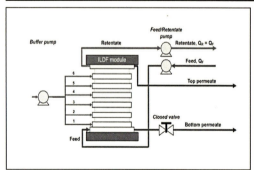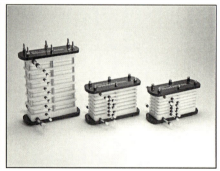

モジュール型式	T01	T02	T12
膜面積(m²)	0.11	0.22	1.2
供給流束 (L/min)	0.05 - 0.3	0.1 - 0.7	0.6 - 3.5
分画分子量	30KDa		
UF膜材質	Delta (再生セルロース) Omega (ポリエーテルスルホン)		
モジュール構成	6シリーズ, 12カセット (2+2+2+2+2+2)		

第2章　低分子原薬からバイオ原薬まで，連続生産の実際

Cadence™ ILDF のモジュールは6段の分離ステージで構成されており，プロセス液はモジュール内の各ステージを通過する際に連続的に濃縮と目的バッファーによる希釈が繰り返される。この結果，一回の通過で99.9%以上のバッファー成分の交換が可能である。

Cadence™ ILDF のモジュールはあらかじめ組み立て済みで，設置のためのホルダーなどを必要としない。モジュールはバイオ医薬品製造で実績のある Delta 再生セルロース膜または Omega ポリエーテルスルホン膜のいずれかを選択可能で，長時間の運転でも安定した性能を発揮する。モジュールは目的とする処理量や対応するアプリケーションに応じたさまざまなサイズが製品化されている。

4.8　おわりに

ポールでは米国マサチューセッツ州ボストン郊外の研究施設において，培養終了後の細胞除去から最終滅菌ろ過までの End-To-End 型の完全な抗体医薬の連続製造のプラットフォームの開発をめざし実験室設備での実証試験を行ってきた。この設備では小規模の実験室（6 m×6 m）の3面にすべての単位操作が連結して配置され，連続処理が行われている。ここではすでに50～200 L 程度のフェドバッチ培養から24時間以内の連続運転で100 g 以上の抗体医薬の精製が達成されている（表6）。さらに実生産規模での抗体医薬の連続製造のための統合された単位操作の総合的な自動化制御技術，それらを可能にするためのリアルタイムモニタリング技術の実装，単位操作機器のクローズドモジュール化，無菌接続が可能なシングルユースへの対応などにも取り組んでいる。

表6　連続製造実証試験設備によるケーススタディ

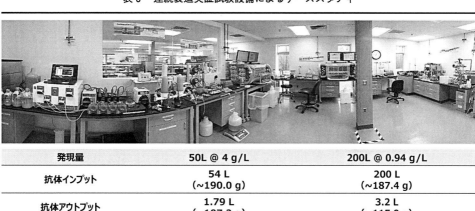

発現量	50L @ 4 g/L	200L @ 0.94 g/L
抗体インプット	54 L (~190.0 g)	200 L (~187.4 g)
抗体アウトプット	1.79 L (~107.2 g)	3.2 L (~115.9 g)
総プロセス時間	20.7 h	21.5 h
時間当たりの生産性	~5.2 g/h	~5.4 g/h
回収率	~56%	~62%

またポールでは抗体医薬の連続製造の実証試験での経験や，エンドユーザーや規制当局との共同研究において得た知見をもとに，顧客が必要とする連続製造プロセスの提案，概念実証（Proof of concept），プロセス開発と製造施設規模へのスケールアップ検討，そのために必要な技術移管，オペレーターのトレーニングなどを総合的にサポートするプロセス開発サービス「Accelerator[SM]」を開始した。このサービスはエンドユーザーの連続製造のプロセス開発におけるコストを削減し，製品のスムーズで迅速な市場への投入をサポートするものである。

本稿では紙面の都合で個々のCadence[TM]製品についての詳細な仕様や応用例などの詳細を紹介することができなかった。今回紹介した製品について疑問点などがあればぜひ問い合わせをいただきたい。日本でも産官学においての取り組みが始まっている連続生産のプロセス開発において，今後ともエンドユーザーが必要とする革新的な製品およびサービスの提供に努力してゆきたい。

文　　　献

1)　日経バイオ年鑑（2019）
2)　赤羽宏友，医薬産業政策研究所　リサーチペーパー，No.71（2018）
3)　John Nichols, *Pharmaceutical Engineering*, **28**(5)（2008）
4)　Konstantin Konstantinov, ISCMP White Paper 4（2014）
5)　Janet Woodcock，2nd ISCMP（2016）
6)　尾山和信，日本PDA製薬学会　原薬GMP委員会主催セミナー（2018）

5 連続生産による抗体製造プロセスの効率化

近藤修平[*]

5.1 はじめに

1975 年にケーラーとミルスタインによってモノクローナル抗体の作製方法が開発されて以来,抗体はヒト化やヒト型作製技術による抗原性の回避,ファージライブラリー法等のスクリーニング法の開発,更には CHO 細胞による大量生産法の確立を経て,国内では 2001 年のハーセプチンの上市を皮切りに医薬品として大きく花開いた。今後も高活性型など,更なる応用技術による品目が上市されることが期待されている。このように医薬品として有用性を持つ抗体であるが,医薬品素材として難点があることもまた事実である。それは生物活性物質と異なり,多くが阻害剤医薬であり,有効性を発揮するために大量の抗体蛋白が必要となることである。例えばハーセプチンの 1 ショット投与量（120〜480 mg）は,一般的なペプチドホルモンや成長因子などと比べてはるかに多く効率が悪い。抗体医薬をより広く安価に使用するためには,今後効率的な製造方法に変換していく必要がある。本稿では,高効率な製造を実現するためのプロセス設計に関して,エンジニアリングの立場から考察する。

5.2 バイオ連続生産の特徴

抗体の持つ難点を克服するために,生産性向上のための努力がなされてきた。Upstream においては数千リットルの大規模 Fed-Batch 培養が一般的となり,CHO 細胞の徹底的な改良が行なわれ,その生産性は 90 年代のそれに比べ 10 倍以上の 10 g/L に達する例も報告されている[1]。一方 Downstream においては,抗体の Capturing に用いる ProteinA 樹脂の持つ吸着容量に大きな進歩はなく,Upstream との生産性のアンバランスが顕著となり,より大型のカラムが必要となっている。例えば 10 g/L の Batch 培養生産液 10 t を処理するために必要な ProteinA 樹脂は,結合容量を 25 g/L とした場合,単純には延べ 4000 L が必要となる。最近では ProteinA 樹脂の持つ動的結合容量 DBC（Dynamic Binding Capacity）を超えて使用するために,多くのカラムを同時に用いる複雑な連続クロマトグラフィーも提言されている。このような状況下,工場の生産性を増加させるための方策として最近注目を集めているのが連続培養法,連続精製法を用いた連続生産である。

Genzyme/Sanofi 社のグループは,こうした技術を取り入れ Integrated Continuous Production という概念（図 1）を実現化している[2,3]。彼らは Upstream から Downstream まで一連のラインとして連結し,実際に 31 日間連続運転により抗体精製品を取得した。また詳細なコスト試算を実施し[4],連続生産を用いれば投資効率が大きく増大するとしている。一方,高コストな工程として,培養工程と Capturing 工程を挙げている。前者では培地などの

---

[*] Shuhei Kondo　千代田化工建設グループ　千代田テクノエース㈱　バイオ技術開発室
室長

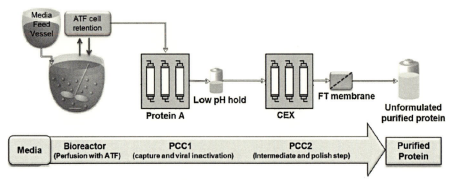

Godawat *et al., J. Biotechnology*, 213, 13(2015) Fig.3を参考に作成した。

図1　Integrated Continuous Production の概念図

原料が，後者では ProteinA 樹脂などの資材が高コスト要因となっている。一般的な抗体のBatch 製造プロセスにおいては，Polishing 以降の精製後半の工程はプロセス液が高度に濃縮されており，液量が小さくなるため工場の規模に対する寄与は小さい。これに対して培養，清澄化，Capturing の工程は巨大化し先行投資の際に問題となる場合が多い。

　連続生産法の最大の特徴は，工場の規模（培養槽の大きさやタンクの数，Capturing 工程のスケール）を決定する要素が，バッチ生産における「抗体の総量」から，連続灌流培養のアウトプットである「培地交換速度」に代わることである。今，培養槽容量を Vt(L)，培地交換速度（VVD：vessel volume per day）を VVD(L)，Capturing におけるカラムの保持時間 RT（Residence Time）を Tr（min）とすれば Capturing カラムの容量 Vc は次のように決まる。

　　Vc＝Vt・VVD・Tr/1440

　抗体の力価が増大した場合は，工場設備全体のスケールを上げるのではなく，Capturing カラムの稼働回数を上げることで対応できる。抗体濃度を C(g/L)，カラムの動的結合容量を DBC(g/L)とすれば，カラムの稼働回数 N は，

　　N(回)＝Vt・C/Vc・DBC

となる。

　こうした特徴を持つ連続生産法を実際の抗体製造にどのように応用可能かを考察した。

5.3　連続培養法

　連続培養法として，定常状態（一定の細胞密度，生細胞率）での抗体生産を可能にする灌流培養が用いられる。培地を定常的に添加し同量の生産液を回収することで細胞を長期間増殖状態に保ちながら，高密度を維持し抗体を生産する。その際，細胞と培養上清を無菌的に詰まり

第2章 低分子原薬からバイオ原薬まで，連続生産の実際

なく安定して分離することが重要である。近年 ATF (alternative tangential filtration) 装置が実用化される[5]とその利用が一気に広まり，抗体などの大規模生産に応用する動きが本格化してきた。灌流培養の利点として，
・高密度培養が可能でスケールダウン (1/10 以下) が可能
・定常状態での生産が可能
・ATF 膜を通して生産液が得られるため，ろ過工程が不要

などが挙げられる。これらは，設備の Footprint を大幅に縮小し，投資リスクを軽減させることが期待できる。一方課題として，多くの培地を使うために添加培地量当たりの生産性が低いことや，技術的難度が高いなどの指摘が挙げられる。

我々はエンジニアリング会社として灌流培養技術を実験的にフォローし，今後工場化において連続培養法が応用可能かどうかを見極めた。実験では，バイオシミラー抗体を産生するCHO 細胞を用いて 1 L スケールで 15 日間の Fed-Batch 培養と 30 日間の灌流培養をそれぞれ行い，その生産方法としての特性を把握した。Fed-Batch 培養では，細胞数のピークが 6-9 日目にあり，その後明らかに細胞状態は悪化した。図2に灌流培養における細胞状態の変化，抗体の産生量をまとめた。灌流培養では，生細胞率は 80-90% と Batch 培養に比べて幾分低めであったが，長く高細胞密度を保持することが可能で，適切に Bleeding を実施しながら計画の 30 日間保持できた。抗体は 7 日目以降一様に産生された。表1にそれぞれの特徴をまとめた。灌流培養では，細胞当たりの抗体生産効率 (pg/cell/day) が Fed-Batch 培養の 6.58 倍と非常に高かった。その半面，添加培地当たりの生産性 (pg/ml) は 1/3.7 と低く，どちらの生産法がコスト的に勝るかは細胞の特性に大きく依存すると思われた。我々の実験では，灌流

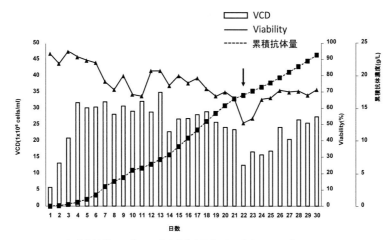

$0.3×10^6$cells/mlで細胞を播種し4日後から灌流培養を開始した。適宜bleedingを行い$2.5-3.0×10^7$cells/mlを維持しながら培養した。培地は灌流開始前はGibco社製Forti-CHO開始後はメルク社製EX-Cellを用いた。22日でViabilityが低下した(↓)ため50%bleedingを実施。

図2　灌流培養プロファイル

固形製剤とバイオ原薬の連続生産

表1 Fed-Batch培養と灌流培養における培養パラメータの比較

	Fed-Batch培養	灌流培養
最大細胞密度	1.72×10^7cells/mL	3.49×10^7cells/mL
生細胞率	90%以上を維持，13日目から低下	定常状態で80%前後を維持，一時的な低下（<60%）があったがBleedingでリカバリ可能であった
最大抗体濃度	1.78g/L	1.34g/L
抗体の日生産量	0.13g/day（1.96g/15days）	0.64g/day（19.3g/30days）
細胞当たりの日生産量	7.5pg/cell/day	49.4pg/cell/day
抗体1gを生産するために必要な培地量	510ml	1890ml

培養法が大きく勝っていた。培養手技については，特に高い技術は要求されず，一般実験室においても汎用資材を用いて十分に実施可能であった。上記の成績を単純に当てはめると，Fed-Batch培養により，500Lの灌流培養で生産される抗体量を得るためには，その培養のスケールは数千L規模となることが予想されることから，灌流方式とすることで面積当たりの生産性の高い工場設計が期待できる。

5.4 Capturing

Capturingは，培養生産物からの第一精製工程として抗体を効率よく精製・濃縮するためのクロマトグラフィープロセスである。バッチ培養ではCapturing前工程としてデプスフィルトレーションや遠心分離といった清澄化プロセスが置かれる。灌流培養のメリットは，ATFによるろ過が定常的に行われることで，清澄化プロセスを省略できることである。これによりCapturing以降の工程と連続的に連携できるばかりでなく，培養室で大量の生産液を取り回す困難を避けることができる。担体としてはその特異性の高さからProteinA樹脂が用いられることが一般的である。しかしこの樹脂は非常に高価であり，抗体医薬品が高価格となる一因にもなっている。従ってその結合容量を有効に使うことはコスト低減化のポイントである。精製用担体へのタンパクの吸着容量は流速に依存し，流速が遅いほど高容量を示す。GEヘルスケア社製のProteinA樹脂3種のDBC 10%の流速依存性を調べたところ，いずれもRT＝1minで約20mg/ml，RT＝7minで約70mg/mlであり，低流速では高効率なCapturingが可能なことが確認できた。

上述のように灌流培養を用いた連続生産では，生産液を一度に回収するバッチ生産と異なり，生産液を低流速で定常的に回収するため，カラムのRTを大きくとれる。最近Kamga[6]らはこの低流速を利用し高効率なCapturing系を1本のカラムで実現している。例えば500L/日で生産液を回収する場合に，VVD＝1とすると流速は375ml/minとなり，最大DBC（約70mg/mlゲル）が期待できるRT＝7minを取ってもカラムサイズは僅かに2.4Lですむことになる。生産液の抗体濃度が2g/Lであれば，同サイズのカラムを一日に6回稼働させれば，

毎日1 kgの抗体がCapturing可能である。この連続生産系30日分の処理量30 kgを5 t(6 g/L)のバッチ生産系で処理する場合には，培養液回収日の1日でCapturingするためにスピード（RTが小さい条件）が要求されカラム効率が悪くなる。DBC＝40 g/Lで用いたとしても延べ750 LのProteinA樹脂が必要となってしまう。このように連続培養法のメリットの一つは1日当たりのCapturing処理量を平準化できることであり，これにより設備のスケールを減じかつ定常的に使用することで稼働率を上げられる点にある。

5.5 連続クロマトグラフィーの導入

近年，Batch培養におけるCapturing効率化のために，複数のカラムを同時に用いるPCC（Periodic counter-current chromatography）法等のいわゆる連続クロマトグラフィー手法を用いた例が多く紹介されている[7]。確かにバッチ処理においては単位時間・ゲル体積当たりの処理能が向上するため効果が期待できるが，プロセスが極端に複雑化するため管理基準設定の困難さを伴うことは明白である。では上述のような連続手法を用いた場合にPCC法は必要なのか検討した。図3は容量1 ml ProteinAカラム2本を直列につなぎ，灌流培養で得られた抗体生産液をRT＝1 minまたは7 minの条件でチャージした時の容量曲線である。曲線の傾斜部分はDBCと全容量の中間的な状態を示しており，この部分で漏れを2本目のカラムでレスキューできる。その結果，DBC 10％はRT＝1 minで1本にチャージした時は22 mgであったが，2本つなぐことで48 mg/本にまで上昇した。PCC法を適用すれば，倍以上のDBCでのクロマトが可能である。これに対して連続系で想定できるRT＝7 minの条件では容量曲線は立ち上がり，傾斜部分が少なくなるため，複数カラムの効果は小さい。カラム1本

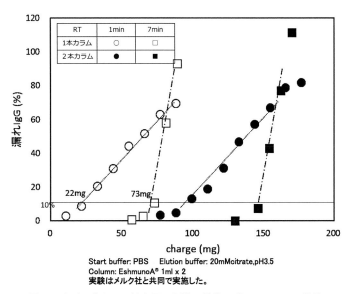

図3　直列2本カラム法を用いた際の抗体のブレークスルー曲線

当たりのDBCは73 mgと2本目がなくとも容量は既に有効利用できていることがわかる。このように低流速下ではPCC法を用いず，従来のバッチ方式を用いてもカラムの高効率利用が可能である。500 Lの連続培養の場合，VVD＝1での定常的アウトプットを2本の2.4 LのCapturingカラム（RT＝7 min）に交互にチャージし，連続的にBatch Capturingプロセスを実施する処理系を想定できる。2本のカラムは抗体濃度に応じて運転回数が設定され，培養期間中連続して稼働される。そこにはPCCクロマト装置特有の複雑さはなく，装置も汎用品をベースにしたものを用いれば十分である。

5.6　連続Batch Capturing法を用いたプロセスの実際

低流速でのBatch Capturingは1本のカラムで通常のクロマトグラフィーを行えばよい[6]が，筆者らは常時チャージ可能なシステムを構築し2本カラムにて交互運転を行った。図4に筆者らが構築した連続生産ユニットを示す。ここまで説明した原理が単純にアセンブルされたシンプルなユニットである。このユニットの最大の特徴は前述のように抗体濃度によらず常に同じ機器で生産可能な点である。系を特徴付けるのはVVDとDBCであり，これらを明確化すればユニット全体をイメージできる。装置は汎用の精製装置（GE社製 AKTApure25）にバルブ類を追加し，2本カラム操作を可能にした。シングルユースラインと無菌コネクタ，フィルターを用いることにより密閉系を構築し，一般の実験室環境でも稼働可能とした。サンプルポンプは常時一定流速で動き，どちらかのカラムに生産液がチャージされており，DBCまで抗体がチャージされるとそのカラムはシステムポンプにより洗浄，溶出，CIP処理される。この処理に45分ほど要するため，理論的には45分以内でチャージが終了しない範囲で用いることができる。1 L培養系ではVVD＝1，RT＝7 min（0.714 ml/min），抗体濃度1 g/L，

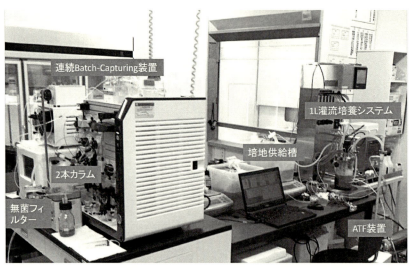

図4　抗体連続生産ユニットの全景

第2章 低分子原薬からバイオ原薬まで，連続生産の実際

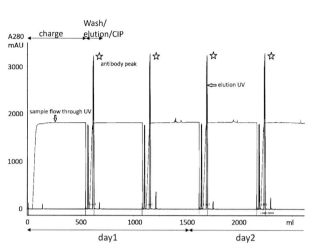

図5 連続 Batch Capturing のクロマトパターン

DBC=67 mg/mlの条件下において2本の5mlカラムから1日各1.5回溶出というスケジュールになる。本ユニットを用いてCapturingを行った結果を図5に示す。図には4回の溶出パターンを示したが，安定した一定の抗体溶出ピークが得られた。濃度が2g/Lの場合は各3回となる。その場合でも240 min/cycleであり，通常の灌流培養であれば高濃度（3g/L以上）まで広く対応できることがわかる。

　このCapturingカラムからの抗体の溶出は酸性条件下でなされるため，ピーク画分のpHは4程度である。筆者らはこの画分をそのまま陽イオン交換カラムに連続的にチャージし，カラム内にて一定時間酸性に保持した。その後，中性緩衝液で洗浄することによりカラム内で中和後，塩により溶出した。ここまでの灌流培養⇒連続 Batch Capturing ⇒陽イオン交換Polishingの一連の工程により抗体は20倍以上濃縮され，純度は97％，高分子不純物含量は2-3％と良好であった。抗体の精製ではこの後陰イオン交換カラムの素通し，脱ウイルス工程を経たのち液調・分注される。陽イオン交換後は高濃度・小容量である（500Lスケールで換算すれば20L/日程度）ので，以降のプロセスは溶出液を冷蔵保存し，例えば5日分を混合し従来通りのバッチ手法で行った方が中間品の取り回しもよく，適切と考えられた。

5.7 工場設計

　これまでの抗体原薬工場の設計においては，製造抗体量をもとに培養槽容量，ろ過装置，Downstreamのスケールを順に決定することが一般的であったと推定する。連続生産系を元に工場設計する場合，例えば500Lの灌流培養槽を持つユニットをベースとするならば，年間7バッチ，300日稼働とすると，力価2g/Lで210kgの抗体（培養液）を処理する工場を設計できる。そしてこの工場は，力価の増減に合わせCapturingカラムの稼働回数を調整するこ

とで，同一手順での運用を可能にする。図6にこれらを想定した工場の製造区域のイメージを示す。同様の生産量のバッチ方式工場と比べ

・Footprintが小さいこと
・清澄化工程がなくPolishing前半までを連続化することで，タンク類が激減すること
・タンクの最大容量が2000Lとなり，すべてをシングルユース機器で設計できること

等が特徴であり，より効率的な抗体製造が可能となると思われる。

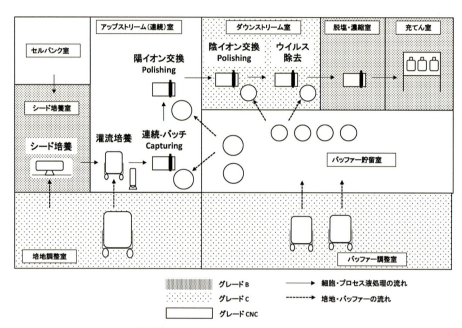

図6　連続生産ユニットを採用した製造区間イメージ図

5.8　終わりに

　抗体医薬は，活性の向上や適応の厳格化などにより今後個別品目の製造量は減少することが予想される。また開発や生産管理にはこれまで以上の機動性が求められる。こうした背景の中で本稿に示した連続生産ユニットとその運用技術を持つことで，生産者は初期投資のリスク，スケールアップのリスクから少なからず解放される可能性がある。またバイオ医薬品製造においては，基本技術開発から製造まで全て海外のCMOにゆだねるケースも往々にしてみられるが，医薬品の供給責任を考慮すると地政学的リスクと品質リスクを想定する必要がある。生産者自身の技術としてコンパクトで機動的な連続生産ユニットを有することは大きなメリットであると考える。

第 2 章　低分子原薬からバイオ原薬まで，連続生産の実際

文　　献

1)　Y. Huang *et al., Biotechnol. Prog.,* **25**, 1400（2010）
2)　V. Warikoo *et al., Biotechnol. Bioeng.,* **109**, 3018（2012）
3)　R. Dodawat *et al., J. Biotechnol.,* **213**, 13（2015）
4)　J. Walther *et al., J.* Biotechnol., **213**, 3（2015）
5)　J. B. Carter and J. Shevitz, *BioProcess International,* **9**, 24（2011）
6)　M. H. Kamga *et al., Prep. Biochem. Biotechnol.,* **48**, 383（2018）
7)　J. Angelo *et al., BioProcess International,* **16**, 28（2018）

6 バイオ医薬品の連続生産における品質管理

石井明子[*]

6.1 バイオ医薬品の連続生産

バイオ医薬品原薬の製造工程は，主に，培養工程（上流）と精製工程（下流）から構成される。連続生産には，工程の一部のみを連続化したものから，全ての工程を連続化したものまで，様々な形態があり[1]，バイオ医薬品の連続生産では，ⅰ）上流のみ連続化，ⅱ）下流のみ連続化，ⅲ）上流から下流の一部（キャプチャークロマトグラフィー工程）までの連続化，ⅳ）上流から下流まで全ての工程の連続化，に分類される[2]。

バイオ医薬品の連続生産に特徴的な方法として，上流で用いられる灌流培養，及び，下流で用いられるマルチカラムクロマトグラフィーが挙げられる。灌流培養は，これまでも，培地中で不安定な血液凝固因子等のバイオ医薬品の生産のために用いられてきており，多くの品目での実績がある[3]。一方で，マルチカラムクロマトグラフィーの利用は比較的新しく，カラム樹脂に関するコスト削減の期待もあって，昨今の連続生産実用化の試みの中で注目されている技術と言えるだろう。動物細胞を用いて製造されるバイオ医薬品の精製工程では，ウイルス除去不活化のステップが必要であるが，バッチ生産では中間体を低 pH 条件下で静置して行われる不活化処理を，工程を止めることなく製造工程のライン中での不活化の方法も考えられており[4]，このような工程も，連続生産に特徴的である。連続化の際に，単位操作に該当する各ステップの間にサージタンクを設置して，中間体をプールする方法も考えられており，各連続生産のシステムに応じた品質管理手法が必要となる。

6.2 連続生産における品質管理に関する規制文書

連続生産を対象として，これまでに公表されている規制関連文書を表1に示す。連続生産への関心の高まりや，経口固形製剤の製剤化工程での連続生産実用化の進展を背景に，2018 年 6 月に，ICH 品質ガイドラインの新規トピック Q13 として，連続生産が採択された。Q13 ガイドラインのタイトルは，Continuous manufacturing of drug substances and drug products であり，原薬及び製剤が対象となる。2018 年 11 月に，作成予定の Q13 ガイドラインの概要を示した Concept Paper[1]，及び，ガイドラインが解決しようとする課題やガイドライン作成のタイムライン等を示した Business Plan[5]が公表され，Concept Paper の中で，バイオ医薬品（Therapeutic proteins）が Q13 の適用対象となることが明記された。今後，Q13 に関する議論の中で，バイオ医薬品の連続生産における品質管理に関する国際的な議論が深まるものと考えられる。

米国では，2018 年に米国薬局方（USP）から，Stimuli article として USP Perspective for Pharmaceutical Continuous Manufacturing が公表された[6]。この文書では，連続生

---

[*] Akiko Ishii-Watabe　国立医薬品食品衛生研究所　生物薬品部　部長

第2章　低分子原薬からバイオ原薬まで，連続生産の実際

表1　連続生産を対象とした主な規制関連文書

	文書	公表時期	適用対象	
			化学薬品	バイオ医薬品
国際調和	ICH Q13 Concept Paper, Business Plan ICH Q13 Guideline	2018.11 2021予定	○	○
米国	USP Stimuli article	2018.12	○	×
	FDAガイダンス案	2019.2	○	×
日本	AMED医薬品等規制調和・評価研究事業 「連続生産におけるPoints to Consider」 「医薬品の連続生産における管理できた状態 （State of Control）とは」	2016.3 2017.3	○	×
	PMDA革新的製造技術WG 「医薬品の連続生産を導入する際の考え方について（暫定案）」	2018.3	○	×
	AMED次世代治療・診断実現のための創薬基盤技術開発事業 バイオ医薬品連続生産WG 「バイオ医薬品の連続生産に関するPoints to consider」	2020予定	×	○

産に関する用語の定義や品質確保のための技術的な考察等がなされているが，製剤，特に経口固形製剤の製造工程に焦点をあてているため，バイオ医薬品に関する記載はない。また，2019年2月，FDAから，連続生産に関するガイダンス案 Quality considerations for continuous manufacturing が公表されたが，このガイダンス案も低分子の経口固形製剤を対象としており，科学的な原則は他の製品にも適用できると考えられるものの，バイオ医薬品の連続生産に特有の課題については言及されていない。

　本邦では，AMED（日本医療研究開発機構）医薬品等規制調和・評価研究事業での研究により，2016－2017年に「連続生産に関する Points to Consider」及び「医薬品の連続生産における管理できた状態（State of Control）とは」が作成され，これらをもとに，2018年3月に，PMDA（独／医薬品医療機器総合機構）革新的製造技術ワーキンググループから，「医薬品の連続生産を導入する際の考え方について（暫定案）」[7]が公表された。これらはいずれも，化学薬品の経口固形製剤を念頭においたものであり，バイオ医薬品は適当範囲に含まれない。バイオ医薬品の連続生産における品質管理に関しては，2019年の段階で，AMED次世代治療・診断実現のための創薬基盤技術開発事業「バイオ医薬品の高度製造技術の開発」プロジェクトの課題の一つである「バイオ医薬品の連続生産に向けた品質管理手法研究」において，国立医薬品食品衛生研究所，PMDA，神戸大学，BCRET（一般社団法人バイオロジクス・研究トレーニングセンター）を中心に，産官学での議論が行われている。この議論をもとに，2020年には，「バイオ医薬品の連続生産に関する Points to Consider」が公表される予定となっており，バ

イオ医薬品の連続生産に関して，基本的な考え方が提示されることが期待される。

6.3 バイオ医薬品の連続生産における品質管理

6.3.1 基本的な考え方

　バイオ医薬品の品質管理戦略の構築には，ICH Q8-11（いわゆるQカルテット）ガイドラインに示された品質リスクマネジメントの考え方を活用することができる。Qカルテットにしたがって品質管理戦略を構築していく際に必要となるバイオ医薬品に特有の各論的事項については，ICH Q5シリーズ及びQ6Bを参照することができる。これらの考え方は，バッチ生産と連続生産で共通であり，求められる製品品質は，製法によって変わるものではない。品質管理戦略構築の際には，開発する製品の目標製品品質プロファイル（QTPP）を定め，リスクアセスメントにより，重要品質特性（CQA）を特定，さらに，CQAに影響する製造工程中の要因を明らかにして，CQAが適切な分布・範囲・限度内となるよう，原材料や工程パラメータ等の管理手法を定め，品質管理戦略を構築する。CQAに影響する製造工程中の要因を適切に明らかにするためには，連続生産の工程中の要素を洗い出し，CQAへの影響を十分に検証・理解しておく必要がある。CQAに影響する連続生産工程における工程パラメータ等の具体的な事例はまだ少なく，今後の実証研究やデータの蓄積が待たれるところである。

6.3.2 連続生産に特有の事項

(1) 工程の動的特性（Process Dynamics）

　連続生産は，製造プロセスが稼働している期間中，連続的に原料又はそれらの混合物を製造工程内に供給し，生産物を継続的に生産する方法である。このため，バッチ生産と比較して，各工程において工程パラメータ（入力変数）が変動する可能性が高くなる。また，文字通り，中間体が連続的に次の工程に移っていく。したがって，品質管理戦略の構築のためには，連続生産の各工程及び連続化された工程全体において，工程の動的特性を把握しておくことが重要である。

　工程の動的特性には，①原材料や中間体の特性，②工程の稼働条件，③装置の特性等の入力変数が影響する。例えば，キャプチャークロマトグラフィーからの溶出に続いて，工程の配管中をプロセス液が流れる間にウイルス不活化処理を行う場合[4]，①低pH処理区間に移行するプロセス液及び酸性化のために加える溶液の特性，②流速，③低pH処理区間として使用する配管の素材や形態，等をもとに，実際にプロセス液が酸性に曝露される程度を把握する必要がある。

　このような動的特性を把握する際に重要となるのが，滞留時間分布（Residence time distribution：RTD），すなわち，ある工程内にプロセス液が滞留する時間の確率分布である。工程中で連続して低pH処理によるウイルス不活化を行う場合を例に考えると，低pH処理区間を流れる液体が，配管中を全て同じ速度で移動すれば，溶液全体が均等に低pHに曝露されるが，配管の壁との摩擦により，配管の壁付近の流速が低く，配管の中央の流速が高い場合，

第 2 章　低分子原薬からバイオ原薬まで，連続生産の実際

低 pH 区間に滞留する時間には，分布が生じる[8]（図 1）。低 pH への曝露が不十分な部分はウイルス不活化が不十分となり，低 pH への曝露が過剰な部分は有効成分の活性が低下するリスクがある。①②③として示した要素と，低 pH 処理区間における RTD の関連を把握することで，適切な工程の開発が可能になることに加え，適切な工程パラメータの設定やモニタリング等の管理戦略の構築につながる。

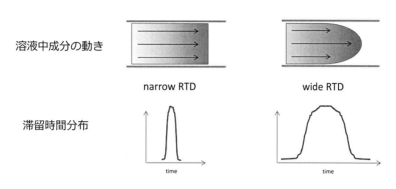

Gillspie C. et al., Biotechnol. J. **14**, 1700718 (2019)を参考に作成

図 1　In-line ウイルス不活化行程における滞留時間分布

　上流の灌流培養工程では，入力変数の変動として，in vitro 細胞齢の経時変化は避けられない。細胞齢の増加に伴い生じる変化，例えば，目的物質の発現量，翻訳後修飾のパターン，細胞生存率，培養上清中に含まれる不純物の種類や量等を把握することが，培養に続く下流工程の稼働性能や製品品質への影響を明らかにし，適切な管理戦略を構築するために有用である。その他にも，培養中に生じる培地中成分の変動は，工程の出力でもあるが，同時に当該工程あるいは次の工程の入力変数の変動とも考えられ，製品品質への影響を評価しておく必要がある。

　下流の精製工程では，細胞を用いる灌流培養工程と比較すると入力変数の変動は小さいと考えられるが，各工程の直前の工程における出力の最大の変動を考慮して，動的特性を把握しておく必要がある。

　(2)　ロットの構成

　ICH Q7 において，ロットは，「規定された限度内で均質と予測できる，一つの工程又は一連の工程で製造された原材料等の特定の量。連続製造の場合には，ロットは製造の規定された画分に相当する。ロットサイズは，特定の量又は特定の時間内に製造された量と定義される。バッチともいう。」と説明されている。バイオ医薬品の連続生産において，ロットは，経口固形製剤に関して示されている考え方[7]と同様，稼働時間及び処理速度，製造量，原材料の仕込み量，のいずれかで規定できると考えられる。

　バイオ医薬品は，有効成分が溶液中に存在するため，プールされた溶液中での均一性はあまり問題にならず，バッチ生産の場合は，通例，全培養期間で得られた上清をプールすることで，ロット内の均質性を確保することに貢献している。連続生産の場合，特に灌流培養工程では，

経時的に翻訳後修飾や不純物プロファイルが変動する可能性があり，稼働時間で区切って，別ロットとして製造した場合に，ロット間の均質性が保たれることを十分に検証する必要がある。

(3) 製造工程のモニタリング

化学薬品の経口固形製剤の連続生産において，PAT（プロセス解析工学）が重要な役割を果たしていることは言うまでもない。しかし，バイオ医薬品原薬の製造工程において，例えば，培養上清の培地成分等の工程特性をモニターできるPATは既に実用化されているが，製品品質を直接的に測定することのできるPATは未確立である。製品品質の分析は，一般に工程から試料を採取してオフラインで行う必要があり，例えば糖鎖分析のように，分析結果が得られるまでに数時間以上を要する項目もある。製品品質に着目したリアルタイムでの工程のモニタリングは困難であるが，製品品質と工程パラメータの関連を十分に解析しておくこと，あるいは，検証的に中間体の試験を行うことで，工程の経時的な評価は可能と考えられる。

工程中間体の品質評価に有用な方法として，Multi-Attribute Method（MAM）と呼ばれる液体クロマトグラフィー／質量分析（LC/MS）を用いた方法が注目されている。MAMは，ペプチドマッピングの手法を用いるが，アミノ酸配列のみならず，翻訳後修飾や不純物も解析対象とし，定量的に解析を行う点が特徴である。解析はオフラインで数時間を要するものの，多くの品質特性を網羅的に解析できる利点があり，工程開発の際の評価や，継続的な工程の確認には有用と考えられる。

(4) 品質管理戦略

品質管理戦略は一般に，製造工程の管理と製品の試験からなる。工程パラメータと製品品質の関連に関する理解が十分であり，工程を適切にモニタリングできる場合は，管理戦略における工程管理の占める割合が高くなる。これに対して，工程と製品品質の関連に関する理解が十分でない場合は，製品の品質試験を十分に行うことで，製品の品質を保証することになる。現在のところ，バイオ医薬品の連続生産は発展途上の技術であり，製造工程と製品品質の関連に関する理解が十分でない場合も想定される。工程の評価技術が進展し，製造工程に関する理解が深まれば，工程の評価に重点をおいた管理戦略の構築が可能になると考えられるが，そこに至らない場合は，製品の品質試験を重視することで，品質管理を行うことも選択肢になると考えられる（図2）。

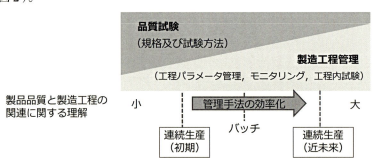

図2　管理戦略における製造工程管理と品質試験

第 2 章　低分子原薬からバイオ原薬まで，連続生産の実際

⑸　バッチ生産とのブリッジング

製品開発の途中，あるいは，製造販売後に，バッチ生産から連続生産に変更する場合は，ICH Q5E に従い，製法変更時の同等性／同質性評価を行い，製法変更の前後で，有効性・安全性に悪影響を与えるような品質特性の違いが生じていないことを確認する必要がある。

6.4　おわりに

連続生産の利点として，製造設備の縮小やコストの削減等が期待されているが，バイオ医薬品の連続生産が実現した場合の最も大きな利点の一つは，生産スケールの調節が容易になることと考えられる。生産スケールを工程の稼働時間で調節することが実現すれば，開発過程や承認後において，生産スケールに関する製法変更の必要がなくなり，製法開発と安定供給の効率化が期待できる。しかし，稼働時間によって製品品質に影響が生じないことを十分に示しておく，あるいは製品品質を都度確認する必要があり，現時点では，実現可能性は不明である。今後の更なる技術開発と実証実験により，バイオ医薬品の製造技術革新が進むことが期待される。

文　　　　献

1) Final Concept Paper: ICH Q13: Continuous Manufacturing of Drug Substances and Drug Products, https://www.ich.org/fileadmin/Public_Web_Site/ICH_Products/ Guidelines/ Quality/Q13/Q13EWG_ConceptPaper_2018_1115.pdf

2) Konstantinov KB, Cooney CL, *J. Pharm. Sci.*, **104**(3), 813-20 (2015)

3) Transforming Biopharmaceutical Production Through The Development Of Continuous Manufacturing Technologies, https://cdn. ymaws. com/www. casss. org/resource/resmgr/ wcbp_speaker_slides/2018_WCBP_HewigArt.pdf

4) Gillespie C, Holstein M, Mullin L, Cotoni K, Tuccelli R, Caulmare J and Greenhalgh P, *Biotechnol. J.*, **14**(2):e1700718 (2019)

5) Final Business Plan: ICH Q13: Continuous Manufacturing for Drug Substances and Drug Products, https://www.ich.org/fileadmin/Public_Web_Site/ICH_Products/ Guidelines/ Quality/Q13/Q13EWG_BusinessPlan_2018_1115.pdf

6) 44(6) Stimuli to the Revision Process: USP (Pharmacopeial) Perspective for Pharmaceutical Continuous Manufacturing, http://www.usppf.com/pf/pub/index.html

7) 医薬品の連続生産を導入する際の考え方について（暫定案），https://www.pmda.go.jp/ files/000223711.pdf

8) Jungbauer A, *Biotechnol. J.*, **14**(2):e1800278 (2019)

第3章　固形製剤のための連続生産装置の開発

1　連続生産装置の開発「CTS-MiGRA システム」

内田和宏[*]

1.1　はじめに

　現在の固形製剤生産プロセスはバッチ生産方式が主流であり，研究開発から生産スケールへ移行するまでの時間やコストなどが増大するといった課題がある。対して，連続生産は，スケールアップが不要，生産量の柔軟性などの多くのメリットがあり，バッチ生産の課題解決，困難であった事項の実現など製造の選択肢が増えるといった点から注目されている。このような背景から，近年，装置メーカー，製薬メーカー各社の検討が活発になってきている。また，連続生産を用いて承認を取得した製剤もあり，今後ますます期待される技術である。当社では，粉体供給から造粒・乾燥・錠剤コーティングまでを連続的に製造できる連続生産装置「CTS-MiGRA システム」を開発し，当社イノベーションセンターに備えるテスト設備にて多くのユーザー様のテストを実施してきている。本節では，CTS-MiGRA システムについて紹介する。

1.2　CTS-MiGRA システム概要

　CTS-MiGRA システムは，原料供給～混合～造粒～整粒～打錠～錠剤コーティングまでのすべての製造プロセスについて，品質を管理しながら連続生産することができる装置である。CTS-MiGRA システムの全体図を図1に示す。本システムは，一定量の製品を常時連続的に生産する連続式とバッチ装置を複数台設けたバッチ連続式とを各工程で採用したシステムとなっており，各工程には工程管理を目的とした PAT ツールが設置される。

　フロー図を図2に示す。原料は，定量供給機により混合機内に供給されて混合される。その後，混合された原料は，定量供給機途中で加水され造粒機内に供給され連続的に混合・造粒が行われる。溶媒を含む造粒品は，2台の分割された流動層へ供給されてバッチ連続式で乾燥が行われ，造粒品の水分値が規定値まで乾燥された後，空気輸送される。造粒品は空気輸送途中で整粒後，タンクに貯蔵される。貯蔵された造粒品と滑沢剤は，それぞれ別の定量供給機から混合機内に供給されて混合され，打錠機に投入される。投入後，打錠された錠剤は，錠剤計数機で錠剤数を計測後，錠剤コーティング装置投入管上部にあるバッファタンク内に規定錠剤数が搬送される。錠剤コーティング装置は複数台設置されており，バッファタンク内の錠剤が順次装置内に投入され，バッチ連続式でコーティングされる。

---

　[*]　Kazuhiro Uchida　㈱パウレック　技術本部　研究開発部　チーフエンジニア

第3章　固形製剤のための連続生産装置の開発

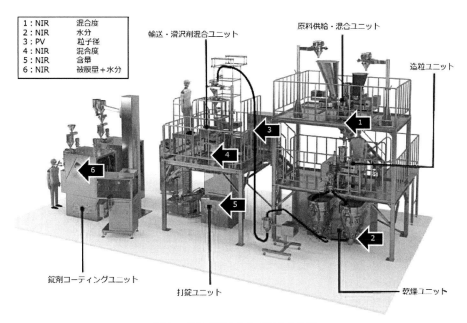

図1　CTS-MiGRAシステム全体図

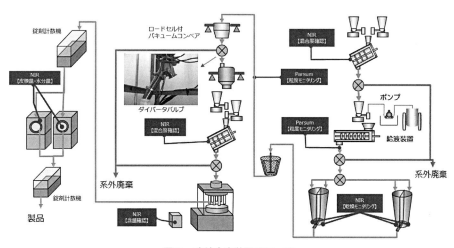

図2　連続生産装置フロー図

1.3 装置構造

CTS-MiGRAシステムの各ユニットにおける装置構成と測定項目について図3に示す。

1.3.1 混合ユニット：SCTS-MG-200

SCTS-MG-200の構造を図4に示す。バッチ連続式の混合機であり，容器の中心にあるセンターブレードと，容器の内壁面の原料付着を防止するスクレーパブレードで構成され，センターブレードは種々の仕様に変更することができる。また，混合された原料は，容器底部に設

置されたNIRにより，混合の終点を管理し，品質のバラつきをなくすことができ，次工程へ移行する。

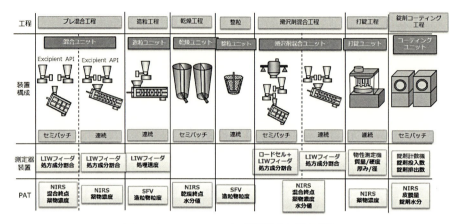

図3　各ユニットにおける装置構成と測定項目

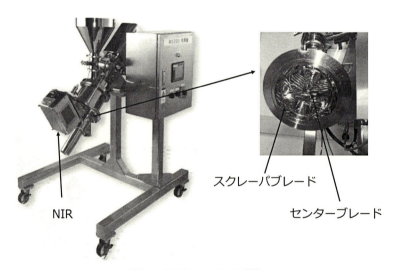

図4　SCTS-MG-200の構造

1.3.2　混合/造粒ユニット：CTS-MG-100

CTS-MG-100の構造を図5に示す。連続式撹拌混合造粒機であり，原料混合ユニットで使用されるSCTS-MG-200と同様に，センターブレードとスクレーパブレードで構成される。センターブレードは，撹拌造粒機のクロススクリュに近い形状であり，造粒に作用し高速回転することでシャープな造粒品が得られる。本体容器は，水平および前後傾斜することで原料の滞留時間を容易に調整することが可能である。また，センターブレード，スクレーパブレードの仕様を変更することにより，連続湿式造粒，連続乾式原料混合および連続滑沢剤混合機とし

て展開できる。

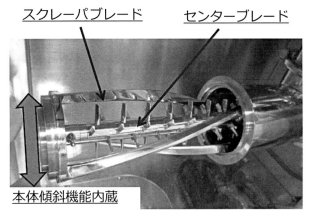

図5　CTS-MG-100の構造

1.3.3　乾燥ユニット：CTS-FD-01W

CTS-FD-01Wの構造を図6に示す。バッチ連続式の流動層乾燥機であり，1台の層内が2分割された半円柱形状であるため，1台で2層分の乾燥ができる構造となっている。本システムは，このバッチ連続式乾燥機が2台設けられており，計4層で供給～乾燥～排出のサイクルを連続で繰り返す。排出は，流動層各層に設置されたリアルタイム水分計により乾燥水分のモニタリングを実施し，乾燥終点に達すると，排出口に設けた筒型の排出ポートが回転し，製品排出開口部が開き排出される。また，下部容器に傾斜を設けているため，速やかに全量排出できる構造となっている。

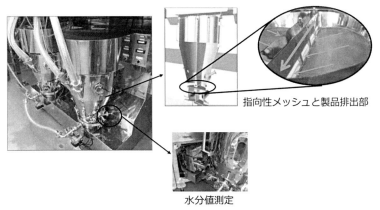

図6　CTS-FD-01Wの構造

図7は，各々の層に造粒品約1kgを供給し，1kg/層×11回（サイクル）×4層＝44kgとした4層ある乾燥機のうちの1層分のリアルタイム水分計による水分推移をピックアップしたものであり，乾燥水分値2％を乾燥終点として排出工程に移行するよう制御した。各サイクル

急勾配な水分推移を示しており，流動層乾燥の高い乾燥能力を表している。

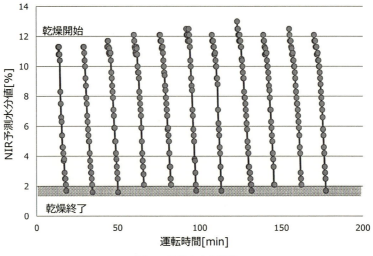

図7　乾燥中水分推移

1.3.4　輸送・滑沢剤混合ユニット

　乾燥された造粒品は，バッファタンクへ空気輸送され，その途中で整粒機：QC-U-10により整粒される。QC-U-10は，スクリーン・インペラ方式であり，スクリーンがコーン形状をしていることで滞留が少なく，過粉砕を防ぐため微粉の発生が少ないことが特徴である。また，スクリーン，インペラの仕様を変更することで，様々な粒度に対応することができる。

　整粒後の造粒品は，QC-U-10の直下に設置されたインライン粒子径測定プローブにて，インライン粒子測定を実施する。PATツール設置写真を図8に示す。

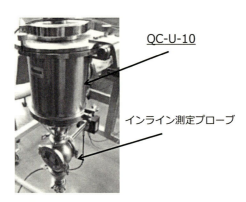

図8　乾燥後のPATツール設置例

　整粒された造粒品と滑沢剤は，各定量供給機により，混合機内に供給され滑沢剤混合される。混合機は，図9に示すように，バッチ連続式であるSCTS-MG-200，連続式であるCTS-MG-100を用途に合わせて選択することが可能である。

92

第3章　固形製剤のための連続生産装置の開発

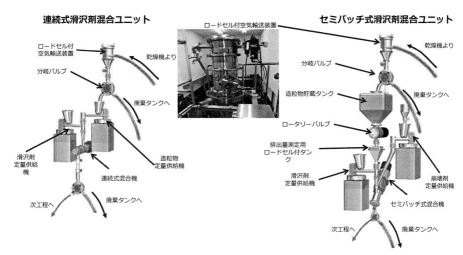

図9　滑沢剤混合ユニット

連続式でのPAT設置写真を図10に示す。排出後にダンパ開閉動作にて静的な状態で、100cc程度のプラグ単位にてNIRによる測定を実施する。図11は、滑沢剤混合後のAPI含量予測値結果であり、ここではAPI含量が変化することなく一定値を示している。

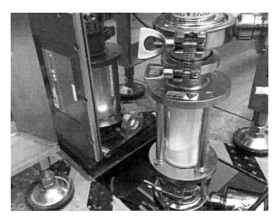

図10　連続式滑沢剤混合ユニットPAT設置例

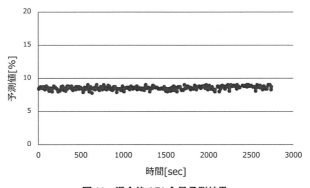

図11　混合後API含量予測結果

1.3.5 打錠ユニット：1090i WiP

1090i WiPの外観写真を図12に示す。臼を必要としないセグメント方式の打錠機であり，臼の回転盤への取付け作業や臼の固定作業を行う必要がなく，生産前のセッティングや剤形の切替え時における作業性を向上させることができる。また，杵の胴径が細い杵を使用することができ，杵立て本数が増加することで，同装置の同回転盤回転数であっても1.4～1.5倍に生産量を向上させることができる。

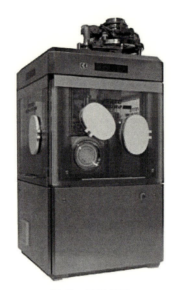

図12　1090i WiP

1.3.6 錠剤コーティングユニット：CTS-PRC-EVO

CTS-PRC-EVOの構成を図13に示す。本システムでは，バッチ式の斜めドラムタイプの錠剤コーティング機を2台設置し，その前後に錠剤投入排出数をカウントする錠剤計数機と錠剤搬送用のリフタにて構成される。CTS-PRC-EVOは，コーティング性能に優れており，PATセンサが設置されているため，錠剤の水分量，被膜量をリアルタイムに監視することが

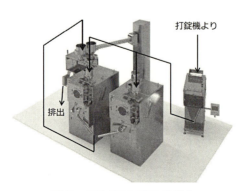

図13　CTS-PRC-EVOの構成

第3章　固形製剤のための連続生産装置の開発

できる。また，錠剤排出機構は，図14に示すように，ドラムが開閉する機構となっているため短時間で全量排出することが可能となっている。

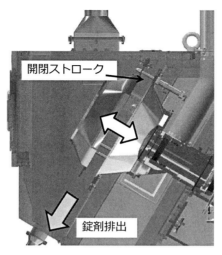

図14　CTS-PRC-EVO 排出機構

PATセンサ設置図を図15に示す。PATセンサは，ドラム回転軸受内に内蔵されており，ガラス面を通して連続的に錠剤をモニタリングする。錠剤–測定部間の距離を一定に保つことができ，測定ガラス面は非通気部で常に錠剤層内となっているため，長時間運転を行っても汚れることがなく，高精度かつ高い再現性を持つデータを収集することができる。

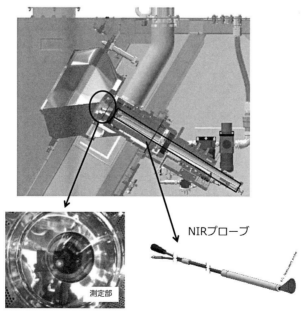

図15　CTS-PRC-EVO PATセンサ設置図

95

固形製剤とバイオ原薬の連続生産

表1 コーティング処方および運転条件

液処方	TC-5系水溶液，固形分14%	
運転条件	仕込量	6kg （φ7,150mg/T）
	給気温度	90℃
	給気風量	7m^3/min
	スプレー速度	100g/min
	ドラム回転数	30min^{-1}
	処理速度	12.5kg/hr/台 （25kg/hr/ユニット）
コーティング量		5wt%

　表1に示す処方及び運転条件にて，高速スプレー条件下での8時間のロングラン運転（15バッチ連続製造）を実施したコーティング錠の色差の標準偏差を図16に示す。各バッチのコーティング品は色ムラなく同等な品質を得られており，図17に示すように各バッチにおいて，コーティング終了後のドラム内およびスプレーノズル先端に汚れはみられなく，高速スプレーにおいて，コーティングを連続バッチできることが確認できている。また，1バッチ分の錠剤重量および水分値のNIRによる予測結果を図18に示す。コーティングによって錠剤重量は直線的に増加しており，25 min以降は乾燥によって錠剤水分が低下していることがわかり，NIRによるモニタリングによって目的とする錠剤重量および水分値を管理できることで，スプレーの終点管理などの制御を可能としている。

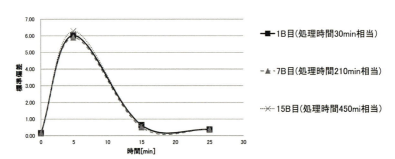

図16　継時サンプリングによる色差標準偏差確認

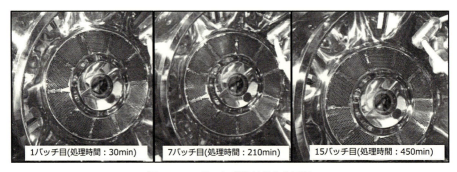

図17　コーティング後ドラム内写真

第3章　固形製剤のための連続生産装置の開発

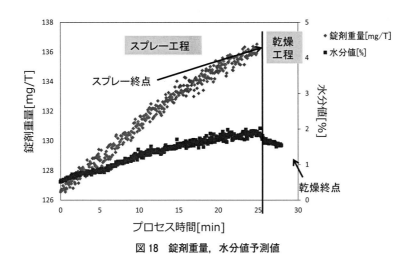

図18　錠剤重量，水分値予測値

1.4　CTS-MiGRA ラボスケール

　CTS-MiGRA ラボスケールの構造を図19 に示す。CTS-MiGRA ラボスケールは，CTS-MiGRA システムと同じ形状を採用し，CTS-MG-100，CTS-FD-01W の1層分の流動層乾燥機で構成され，CTS-MiGRA システムの乾燥工程までの造粒品品質を確認することができる。

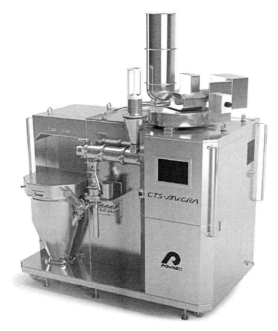

図19　CTS-MiGRA ラボスケール

1.5 おわりに

本節では，連続生産装置「CTS-MiGRA システム」について紹介させて頂いた。CTS-MiGRA システムは部分的に実績のある装置を組み合わせることにより，導入へのハードルを下げることや，システムを構成している各ユニットでモジュール化している特徴も有している。そのため，移設やシステム構成や順番を変更，PAT ツールの設置など柔軟に対応することができる。更なる技術提案を進め，連続生産システムの実用化に向けて手助けができるよう日々技術開発に邁進する所存である。

2 連続混合混練造粒乾燥システムの開発「DOME-EX」

浅井直親[*]

2.1 はじめに

　連続生産とは，供給された原料が，製品となって継続的に作製される生産方式である。医薬品固形製剤では比較的生産量が少なく，また，とりわけ製品品質の確保が至上命題であるためこれまでバッチプロセスが主流である。近年，以下のような期待できるメリットにより，国内の医薬品製剤においても連続生産への関心が高まり，盛んに検討が行われている。①連続生産では人手の介在は製造プロセスのスタート時のみであり，人的エラーを抑制することができる。②設備の省スペース化によりコストを抑制することができる。また，製造サイトの設置・移動も容易になり BCP 構築に繋がる。③ Process Analytical Technology（PAT）を用いることで，より信頼性の高い品質の医薬品を製造できる。④連続生産では単純なる稼働時間により生産量を調整することができる。比較的高価な医薬品は，そのライフサイクルに合わせた生産量の調整が重要となる。バッチプロセスでは目標とする生産量によってはスケールの異なる装置の導入も必要となる場合があるが，連続生産では同一装置にて生産需要量に柔軟に対応できる。

　医薬品の剤形には粉末状の散剤，顆粒剤，錠剤，ゼリー剤，懸濁剤などさまざまな形状があるが，日本国内では錠剤が最も多用され，全剤形中に占める割合は 50 % を超える。錠剤を製するにあたり，混合された主薬と賦形剤を直接打錠機にて打錠する直打法やローラーなどを用いて粉体を圧密する乾式造粒法および湿式造粒法にて調製した顆粒（打錠末）を打錠する方法等が採用される。このうち湿式造粒法は打錠末のハンドリングを向上させ主薬の含量均一性の維持が容易となる重要な工程である。当社では，これまで押出造粒法を中心に取り組んできた造粒技術を生かし，連続にて顆粒を製する連続造粒システムを開発した。

　連続生産では高品質製剤を恒常的に製するためには PAT を組み込むことが必須である。当社では近赤外線（NIR）を利用した粉体濃度や水分の測定および画像解析技術を利用した粒子径の測定を連続造粒システムに組み込んでいる。

2.2　連続造粒システムの特徴

2.2.1　連続造粒システムの概要

　図1に連続造粒システムの処理構成例を図2に全体フロー例をそれぞれ示す。秤量された粉体原料を空気輸送等にて混合ゾーンに搬送し，精密混合後に加液混練，造粒・整粒，乾燥が連続的に処理される。混合ゾーンでは含量均一性を維持するためバッチ連続タイプを採用した。加液混練ゾーンでは比較的短時間に固液混練が進行するエクストルーダ方式を用い，造粒・整粒ゾーンでは従来から整粒に用いられてきたビーター回転式やカッター回転式が設置される。

＊ Naochika Asai　㈱ダルトン　パウダー・システム機器事業部　開発統括部　統括部長

乾燥ゾーンでは連続的に製される湿潤顆粒をそのまま連続に処理できる気流式を採用した。以下に当社の連続造粒システムを元に各ゾーンの詳細を述べる。

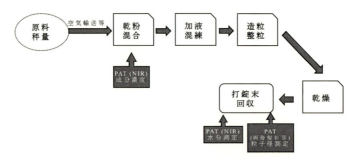

図1　連続造粒システム　処理構成例

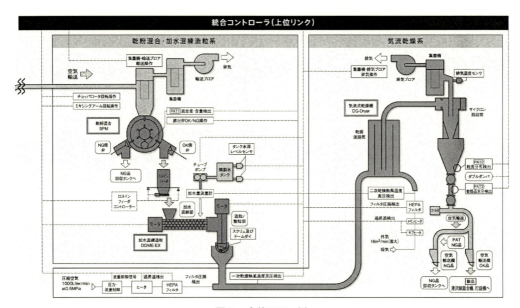

図2　全体フロー例

2.2.2　各ゾーンの機能

混合部には確実に精密混合を行うためバッチ式混合機（図3）を採用した。粉体原料はケーシング外周部を低速回転し，原料を掻き上げるミキシングアームと，中心部で高速回転し（周速30 m/s），ミキシングアームによって掻き上げられた原料を分散するチョッパーロータによって高速撹拌され，短時間（1〜3分）にて精密乾粉混合が完了する。混合中および混合終了間際に近赤外線（NIR）センサーを用いて成分濃度を測定し混合状態を判定することができる。成分濃度が良判定ならば次工程の定量供給機に混合粉体を供給し，不良判定であればNG品排出口よりライン外に排出する。

第3章　固形製剤のための連続生産装置の開発

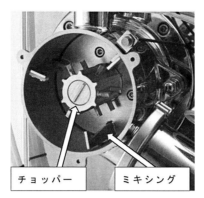

図3　混合ゾーン拡大図

　混合された粉体は定量供給部を経て，加液混練部（図4）に定量的に送られる。加液混練部はセルフクリーニング機能を有するスクリュ羽根と混練羽根によって構成され「供給→脱気→加液→混練」の各混練工程が連続処理され，混練物は造粒・整粒部へ供給される。なお，混練羽根を組み合わせることにより混練ゾーン長さを変えることができ，混練状態を調整することができる。

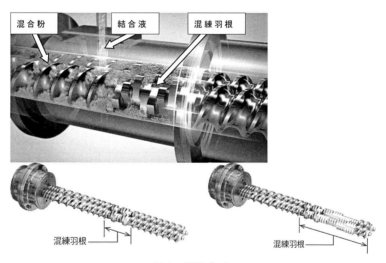

図4　混練ゾーン

　当該混練物には粗大粒子が含まれるが，高速回転するスクリュ／ビーターと半球形のスクリーンを有するドームダイにて湿式造粒・整粒（図5）を行う。ここまでが混合混練造粒工程である。
　なお，造粒整粒部においては希望製品粒子径にあわせた半球形スクリーンを用い，造粒用スクリュを比較的低速度にて回転させて押出造粒を行うことや穴径を大きな$\phi2.0$もしくは$\phi3.0$とし，造粒スクリュを高速回転させることで湿式整粒し平均粒子径100 μm程度の打錠用顆粒

101

を得ることができる。

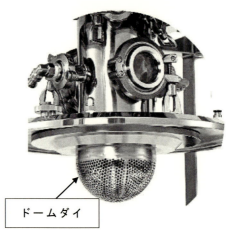

図5 造粒・整粒ゾーン

　乾燥ゾーンでは一次乾燥と二次乾燥の2段階にて行う。湿潤顆粒を受けるシュートと二次乾燥ゾーン（図6）間を熱風にて湿潤顆粒を搬送するゾーンを一次乾燥とする。一次乾燥では付着性が高い造粒直後の湿潤顆粒表面を瞬時に乾燥し，粗大顆粒および配管内付着の生成を防止する。なお，一次乾燥にはドライヤを経た圧縮空気を加熱した乾燥能力を高めた熱風を用いる。

　二次乾燥（図6）では湿潤顆粒は追加した熱風にてらせん状流路の中を搬送されながら乾燥された後にサイクロンにて捕集される。捕集された製品は製品ホッパーに送られ，画像解析装置等にて粒子径が測定され，また，NIRセンサーによって含有水分が連続的に測定され良否判

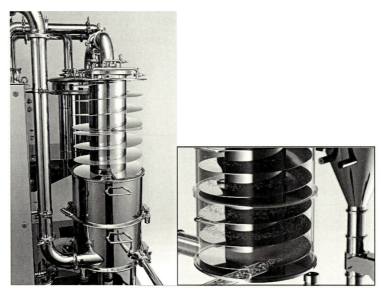

図6 二次乾燥ゾーン

第3章 固形製剤のための連続生産装置の開発

定を行うことができる。良判定物は空気輸送にて風冷されて次工程の滑沢剤混合機に送られ，不良判定の場合はNG品輸送用空気輸送機にて搬送されライン外に排出される。以上の各ゾーンはクローズの状態にて接続され，自動的に粉体原料から乾燥顆粒が得られる。

当社では，初期検討用としてDOME-Ex combi（図7），生産用としてDOME-Ex SYSTEM（図8）をラインナップしている。

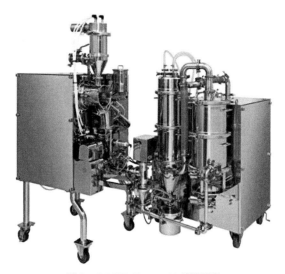

図7　DOME-Ex combi 外観写真

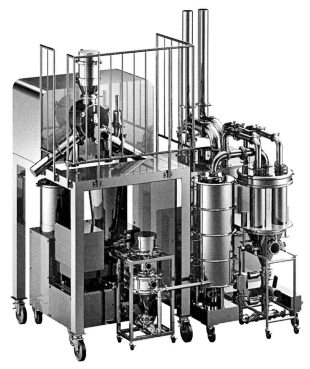

図8　DOME-EX SYSTEM 外観写真

固形製剤とバイオ原薬の連続生産

2.3 混練および造粒・整粒ゾーン条件の顆粒への影響

2.3.1 実験方法

　湿式造粒法においては，造粒時の結合水量が顆粒特性に影響を与えることはよく知られている。我々は処方ではなく装置条件の影響を調べるために結合水量を一定とし，混練羽根回転速度および造粒・整粒羽根回転速度を変化させ顆粒を調製した。また，得られた顆粒から製した錠剤特性も併せて調べた。使用した粉体原料およびその混合割合は200 M乳糖63 %，コーンスターチ27 %，低置換度ヒドロキシプロピルセルロース（L-HPC）10 %であり，結合剤として用いたヒドロキシプロピルセルロース（HPC-L）は粉体原料に対して3.5 %を添加した。なお，結合水は乾燥粉体原料全体に対して28 %の割合で添加した。それぞれの運転パラメータは表1に示した通りである。

表1　操作条件

混合部	ミキシング回転速度	40rpm
	チョッパ回転速度	4000rpm
	混合時間	1min
定量供給機	処理能力	25kg/h
連続混練部	混練羽根	10枚
	混練羽根回転速度	110,135rpm
造粒・整粒部	ドームダイ	ϕ 3mm
	回転速度	500,1000,2000rpm
乾燥部	一次乾燥風量	500L/min
	一次乾燥温度	120℃
	二次乾燥風量	12m^3/min
	二次乾燥温度	120℃
打錠	回転速度	30rpm
	剤形	ϕ 8.0×12R
	質量	180mg
	打錠圧	10kN
	供給	オープンフィードシュ

2.3.2 顆粒および錠剤の評価

　得られた顆粒については粒度分布（ロータップ篩下法，15分）を評価した。製した錠剤については硬度（TH-203MP，富山産業，20錠平均）を評価した。

2.3.3 結果および考察

　図9に混練および造粒・整粒条件と得られた顆粒の粒度分布の関係を示す。図より粒子径は当該操作条件により変化することがわかる。混練羽根回転速度低下に伴い，粒子径は増加している。処理能力を考慮に入れると最低適応回転速度は存在するが，混練羽根回転速度が低い方

が混練ゾーンでの充填率は高くなり混練が進行し，また，粒子径が増加する。造粒・整粒羽根回転速度の増加に伴い，粒子径は減少している。当該回転速度の増加は解砕能力の増加に直結し，粒子径は小さくなる。

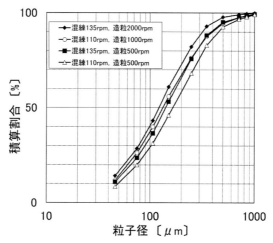

図9　混練および造粒・整粒条件と顆粒粒度分布

図10に混練および造粒・整粒条件と錠剤硬度との関係を示す。全ての条件において十分な硬度を持つ錠剤が得られていることがわかり，混練および造粒・整粒部の回転速度が低い方が高い錠剤硬度となっている。前述の通り，当該条件の下では粒子径が大きくなる。このことより顆粒の流動性が向上することは容易に考えられ，打錠時の充填性が向上したことに起因すると思われる。

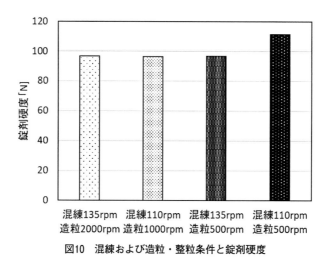

図10　混練および造粒・整粒条件と錠剤硬度

以上より，処方や加水量を変更すること無く，混練および造粒・整粒条件を変えることでも粒子径や錠剤硬度を調整できることが分かった。

なお，本実験では混練羽根は片軸10枚分のみ使用したが，混練羽根枚数を増加もしくは減少させることや混練羽根の幅を変化させることも可能であり，他処方においても最適な混練物ひいては造粒物を調製することが可能である。

図11に6時間運転した際の1時間ごとの粒度分布を示す。各粒度分布線図は一致していることより，本装置において，経時変化がなく安定的に顆粒が得られることがわかる。

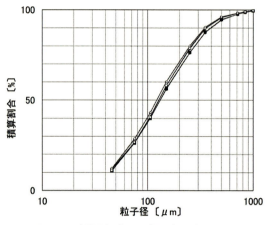

図11　6時間運転時の1時間ごとの粒度分布

2.4　PATの導入例
2.4.1　NIRセンサーによる薬物含量測定[1]

原料粉体を精密混合する乾粉混合部にNIRセンサー（Luminar5030型，BIRIMROSE）を用いて薬物含量分析を行った。乾粉混合部へのNIRセンサー設置外観図を図12に示す。なお，NIRセンサーの正面に金属部が通過することを避け，また常に粉体層が密に存在するポイントとして図13に示す位置にNIRセンサーを取付けた。

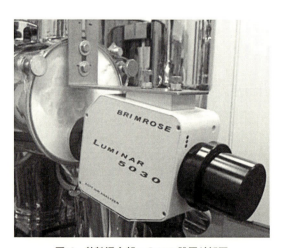

図12　乾粉混合部へのNIR設置外観図

第3章　固形製剤のための連続生産装置の開発

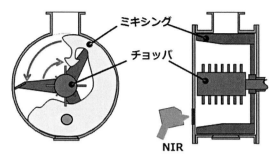

図13　NIRセンサー取付模式図

　アセトアミノフェン（以降AAPと略称）を10%含んだ原料を150秒間混合後，機器を運転したままで1秒ごとに5秒間測定した結果を図14に示す。なお，図中のUVはサンプリングした混合物に含まれるAAP濃度をUV分光光度計にて測定した結果を示す。AAPを10%含んだ原料では混合機が運転中であってもNIRによる運転中の動的な測定とUVによる静的な含量測定結果には大きな差異は発生せず，およそ0.5%程度の差異にて測定が可能であった。

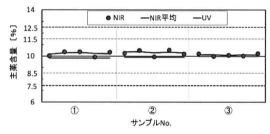

図14　混合粉体のAAP濃度

2.4.2　画像解析法による粒子径測定

　図15に画像解析式粒子径測定装置（イメージアイ，ダルトン）の外観とスコープ模式図を示す。本装置はスコープ先端を測定する装置内に挿入して測定する。スコープには，光学レンズを取り付けたCCDカメラと，光ファイバーを使用した照明用ライトガイドおよびエアパージ用の配管が内蔵されている。カメラの撮影範囲に導かれた粒子に，側面からライトの照明が当たり，黒い背景の中に白い粒子が分散した画像が撮影される。

　図16の撮像例のように，撮影された画像を二値化や円形分離等の画像解析を行い，粒子径を算出する。当該粒子径測定装置を乾燥ゾーン排出部に取り付けて粒子径を測定した結果を図17に示す。図より，イメージアイにより得られた乾燥顆粒の粒子径は検証用に測定したふるいによる粒子径と同等であり，また，安定的に測定されていることが分かる。なお，測定初期において，低い値を示しているが，これは，造粒運転前から当該測定装置を起動したことに起因する。

107

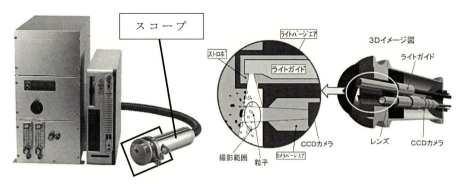

図15 画像解析式粒子径測定装置外観とスコープ模式図

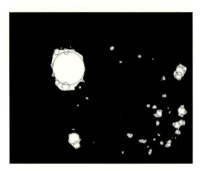

図16 撮像例

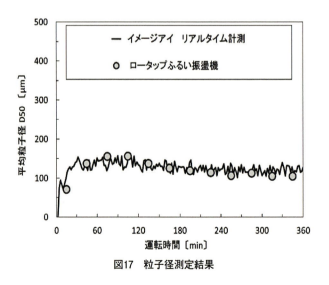

図17 粒子径測定結果

2.4.3 NIRセンサーによる水分測定

錠剤作製時には打錠末が有する水分が錠剤特性に影響を及ぼすことが考えられ乾燥顆粒の保有水分を一定とすることは重要である。図18にNIRセンサーを乾燥ゾーン排出部に取り付け

て顆粒水分を測定した結果を示す．図より，NIRセンサーにより得られた水分値はオフラインで水分測定器にて測定した水分値と同等であり，安定的に測定されていることがわかる．

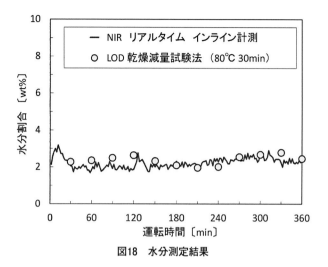

図18　水分測定結果

以上の乾燥顆粒の粒子径，水分値および前項で述べた粒度分布（図11）から連続造粒システムは経時変化がほぼなく，一定品質の顆粒を製すると言える．

2.5　おわりに

当社の連続造粒乾燥システムは原料を精密混合，定量供給，加水混練，造粒，乾燥を連続処理し，NIRセンサーや画像解析装置を用いたPAT機器により調製物を監視するシステムを持ち，食品・農薬・化学連続造粒ラインの構築にて得られた当社知見を製剤機器に投入したものである．本装置は，混練部の運転条件により混練力を変更することにより，得られる顆粒特性を変化させることができ，製剤において重要である薬物の含量均一性はNIRセンサーを用いて維持できることを示した．

連続システムについて今後の検討の一助となれば幸いである．

文　　献

1)　逵隆伸ほか，第33回製剤と粒子設計シンポジウム要旨集，pp. 146-147（2016）

3 直打連続生産システムの開発

北村直成[*1]，西村英之[*2]，伏見伸介[*3]，奥本一尚[*4]

3.1 はじめに

当社は錠剤機をはじめとする医薬品関連の粉体機器の設計・製造・販売で100年以上の歴史をもっている。錠剤機はもともと連続生産機であり，前工程の秤量，混合工程や後工程の検査工程を連続化することにより，生産性の高いシンプルな錠剤連続生産システムの構築が可能となる。顧客ニーズを考慮した直打用の連続生産システムを開発コンセプトとして，コスト削減，省スペース，省エネルギー，スケールアップレス，生産量の時間調節などを念頭において品質の高いシステムの構築を進めてきた。そこで錠剤機の連続生産技術を基本として今までにない直打に特化した連続生産システム（CRA-RIS SYSTEM，クラリスシステム）を開発したのでここで報告する。

医薬品原料（主薬，賦形剤，滑沢剤など）は多種多様な粉体特性をもつ粉粒体であり，それらの特性（粒度分布，流動性，粒子形状，密度，付着力など）を理解した上での連続生産（供給—混合—打錠）の設計は，より高度な製剤技術が必要となる。

当社が開発した直打連続生産システムにおいて，定量フィーダは粉末供給量のモニタリング指標として，ホッパーに充填された粉末の質量をロスインウェイト方式による連続的な監視機構とし，安定的な生産管理を実施する。そして従来の評価方法である錠剤中の主薬含量の定量的な判定に加えて，混合後の粉末の主薬含量を測定するNIR（近赤外線分析）モニタリングユニットを付帯することで，錠剤機上部の連続混合機における粉粒体混合度の連続的な監視（リアルタイムモニタリング）を可能としている。

連続生産方式では生産の立ち上げ時に不安定期が存在することが知られており，錠剤機においては1回転もしくは数秒間を初期排除として設定する。本直打連続生産システムは，PAT（プロセス分析技術）手法を活用し，NIRによる粉末の含量モニタリングを併用した適切な初期不良排除を実現した。さらに同排除装置によって，連続運転における異常時の粉末の排除が可能になり，これまでより頑健な工程管理を有する装置となる。

本報告では，直打連続生産システムに必要なユニットを紹介し，さらに連続混合末の打錠特性および錠剤物性をバッチ生産品と比較しながら評価する。

3.2 直打連続生産システム構成

連続生産とは製造プロセスが稼働している期間中，連続的に原料または混合物が製造工程内

[*1] Naoshige Kitamura ㈱菊水製作所 常務取締役，工場長
[*2] Hideyuki Nishimura ㈱菊水製作所 技術部 設計電気課 サブリーダ
[*3] Shinsuke Fushimi ㈱菊水製作所 技術部 設計二課 リーダ
[*4] Kazutaka Okumoto ㈱菊水製作所 技術部 技研課

に供給され，科学的知識に基づき適切に設定された製造管理および品質管理の方法により，均質で高品質な生産物が継続的に取り出される生産方法である。

本システムでは，粉体定量フィーダの精度と安定性，混合機の混合精度と処理量，主薬濃度のリアルタイムモニタリング，異常品の排除処理などの項目を達成すべく開発に取り組むことになる。

直打連続生産システムの全体構成は，原料の供給，定量フィーダシステム，混合システム，NIRのモニタリングと排除機構，打錠，連続整列取り出し，検査と流れていく，定量フィーダから打錠機までの直打連続生産システムフローを図1に示す。

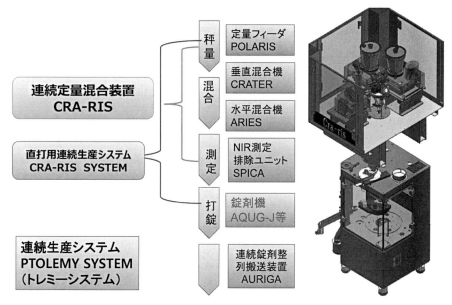

図1　直打連続生産システムフロー

3.3　定量フィーダの立ち上げと供給性能

直打連続生産システムにおいて，特に定量フィーダの供給性能の重要性がいわれている。当社でも供給精度の高い安定した定量フィーダ（ポラリス）の開発を進めている。定量フィーダユニットは混合機の直前に定量フィーダを複数台設置し，複数の粉末を同時に定量供給するユニットである。基本的に容積式のプレフィーダと重量式のメインフィーダの2段組みで構成され，垂直・水平混合機と合わせることで自由な組み合わせが可能となる。

ロスインウェイトで管理するメインフィーダは，含量の少ない主薬用（25 kg/hの速度で薬物含量1％を想定）の微量定量フィーダ（数 g/min）と賦形剤用の一般定量フィーダ（数 100 g/min）との二種を用意している。定量フィーダシステムと微量定量フィーダの供給テストデータを図2に示す。また既存の微量定量フィーダと当社開発の微量供給フィーダの比較を図3に示す。図3内のAは既存の微量定量フィーダの結果であり，Bはより速い安定供給を

111

めざして制御方法を工夫した当社の微量定量フィーダ（POLARIS, ポラリス）の結果である。安定供給，供給量モニタリングを基本仕様として，供給速度の精度と安定性についてテストを行い，10秒移動平均値と設定値との誤差を測定した。収束した時点での10秒平均値と設定値との誤差は0.4%以内であり，目標値としていた0.5%を達成した。そしてさらなる改善として，定量フィーダの安定供給に達するまでの立ち上げの時間短縮をして，ロス粉末を少なくすることに成功した。

実打錠の連続運転では，立ち上げ時にミニバッチスタートを行うことにより不良廃棄粉末を

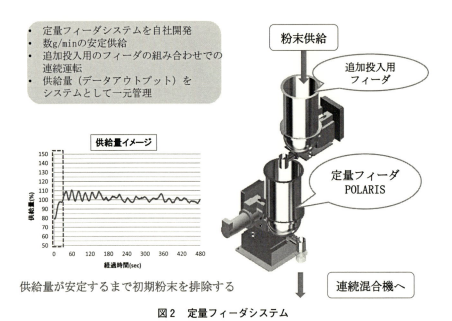

図2　定量フィーダシステム

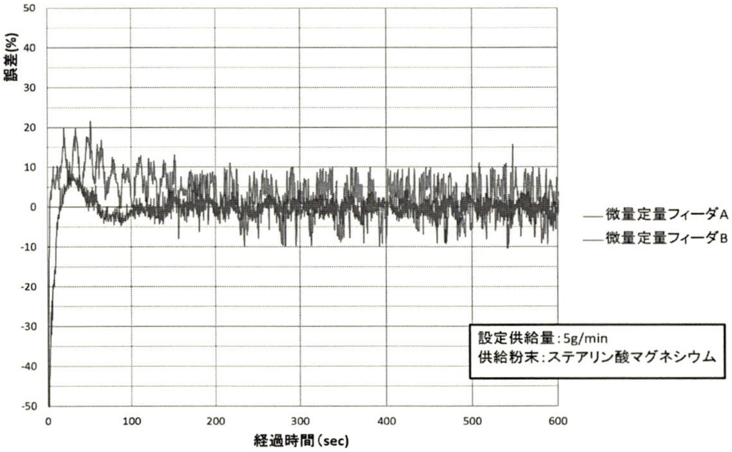

図3　微量定量フィーダの供給テストデータ

第 3 章　固形製剤のための連続生産装置の開発

無くすことができ，同時に定量フィーダのオートチューニングが可能となった。

3.4　連続混合機（CRATER/ARIES CRA-RIS，クラリス）の混合性能

連続混合機は①垂直混合Ⅰ，②水平混合，③垂直混合Ⅱと続き，最後に PAT ツールを用いたインライン測定による④モニタリング・排除機構を備えている。

① 垂直混合Ⅰ：混合羽根とスクリーンを有し，混合初期の不良を軽減するためプレ混合と凝集粉の分散を行う。
② 水平混合：パドル式の混合羽根を有し主混合を行う。
③ 垂直混合Ⅱ：混合羽根とスクリーンに加えてシャッターを有し最終混合の他にミニバッチ連続混合にも対応が可能。
④ モニタリング・排除機構（SPICA）：NIR センサとワンピッチ送り円盤を有し，主薬成分濃度のリアルタイムモニタリングと不良品の排除を行う。またこの排除機構を用いて初期排除も可能となる。

連続混合機を図 4 に示す。また NIR リアルタイムモニタリングと排除機構を図 5 に示す。

垂直混合機（CRATER）は羽根形状や羽根回転数だけでなく，スクリーン孔径による混合度の調整を行うことが有効である。水平混合機（ARIES）は羽根形状と回転数で混合時間を調節する。混合機や製造条件の組み合わせによって薬物ごとに最適となる混合度や混合時間を設定可能とする。垂直混合だけでは混合時間が短い（5 秒以内）ため，緩和な混合度までを達成し，垂直混合と水平混合を組み合わせることで，低濃度の粉末の精密混合を可能とする。さらに，この連続混合機では数 100 g 程度の少量に対応したミニバッチ連続生産方式も可能としてい

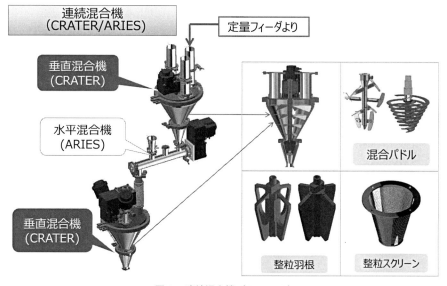

図 4　連続混合機（CRA-RIS）

固形製剤とバイオ原薬の連続生産

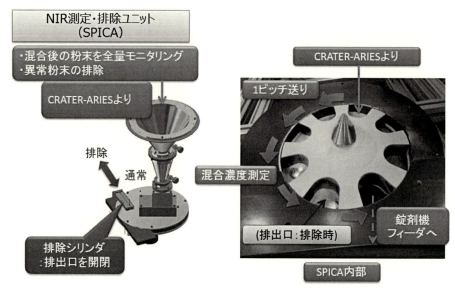

図5　NIR測定・排除ユニット（SPICA）

表1　連続混合組合せによる混合均一性

アスピリン　1%混合データ

No.	Type	垂直混合	水平混合	混合末混合均一性 %RSD
1	連続	○1回		9.9
2	連続	○2回		4.2
3	連続		○	4.8
4（標準）	連続	○2回	○	3.3
5	ミニバッチ連続	○2回	○	4.0

る。垂直混合，水平混合，垂直水平混合機およびミニバッチ連続混合の混合データを表1に示す。垂直・水平・垂直の三つの混合機の組合せによるテストが一番よい混合性能が得られた。またミニバッチ混合もその結果と同等であった。

垂直混合だけでは混合時間が短い（5秒以内）ため，緩和な混合度までを達成し，垂直混合と水平混合を組み合わせることで，低濃度の粉末の精密混合を可能とする。さらに，この連続混合機では数100g程度の少量に対応したミニバッチ連続生産方式も可能としている。

垂直混合と水平混合の組み合わせにより，主薬が1%濃度の粉末も十分な混合度を確保しており，混合性能に問題はない。今後は混合粉末の移動状態（RTD滞留時間分布）を理解する検討を進める計画である。さらに混合機から打錠するまでの混合粉末の動き（特に撹拌フィード

114

第3章　固形製剤のための連続生産装置の開発

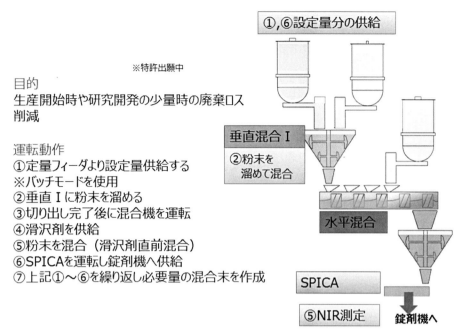

図6　ミニバッチ連続運用法

シュ内）を同時に解明する必要があると考える。ミニバッチ連続混合の運用法を図6に示す。そのミニバッチ連続混合は，最小量100g程度で，十分な混合度を示すことが確認されている。

3.5　NIRによる主薬濃度の確認

連続混合後の混合粉末（10～20g単位で）のリアルタイムモニタリングを実施した。

NIRモニタリング実施例を図7に，MicroNIRとBrimRoseNIRの比較を図8に示す。

図7では，生産速度25kg/hで主薬（アスピリン）濃度10%にて連続混合した混合粉のHPLC（高速液体クロマトグラフィ）データとNIRデータ（リアルタイム）の含量測定データを比較している。それぞれ同様の薬物濃度推移であり，NIRを用いてのリアルタイムモニタリングが可能であることを示している。

また，図8では主薬濃度1%濃度でのNIRリアルタイムモニタリングの比較をMicroNIRとBrimRoseNIRの2機種を用いて行った。同条件でのテストでは，分解能が高いBrimRoseNIRの方が精度の高い結果を示した。

主薬濃度が低濃度（薬物濃度1%程度）の製品を想定したNIRモニタリング手法は，今後の継続したテストにより確立していく計画である。

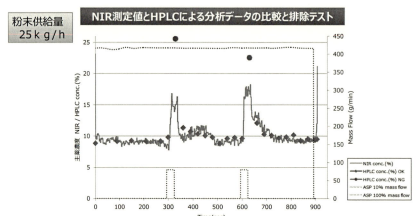

図7 NIRの測定条件とテスト実施例

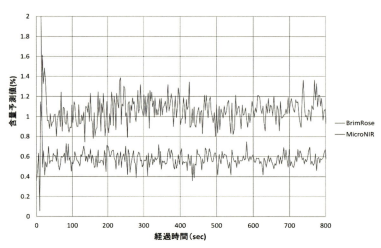

図8 NIRモニタリング実施例比較

3.6 連続混合生産量に応じた打錠スピードの調整

連続混合機と錠剤機の粉末処理速度は完全に一致しないため，わずかな誤差が蓄積し，装置停止などのトラブルにつながる。つまり，連続生産システムにおける複数装置の速度コントロールは，システム構築する上で重要な管理事項となる。複数装置間にバッファリングタンクを置き生産量を調整する手法もあるが，本直打連続生産システムではよりコンパクトな設計を指向し，連続混合末の生産量に追随した打錠速度（回転盤回転数の自動修正）をコントロールすることとした。

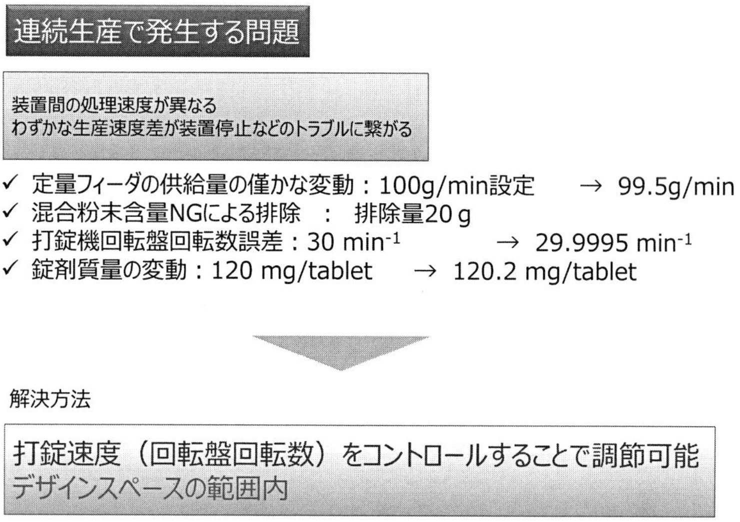

第3章　固形製剤のための連続生産装置の開発

連続生産で発生する問題

装置間の処理速度が異なる
わずかな生産速度差が装置停止などのトラブルに繋がる

- ✓ 定量フィーダの供給量の僅かな変動：100g/min設定　　→　99.5g/min
- ✓ 混合粉末含量NGによる排除　：　排除量20 g
- ✓ 打錠機回転盤回転数誤差：30 min⁻¹ → 29.9995 min⁻¹
- ✓ 錠剤質量の変動：120 mg/tablet　　→　120.2 mg/tablet

解決方法

打錠速度（回転盤回転数）をコントロールすることで調節可能
デザインスペースの範囲内

図9　連続生産の装置間生産コントロール

　連続混合機での打錠用混合顆粒の生産量と，錠剤機の顆粒消費量は厳密には一致しない。そのため打錠機側で撹拌フィードシュ内の粉末量を一定にして，連続混合装置の生産量に合わせて錠剤機の回転盤回転速度を変えながら連続生産を行う。

　錠剤機の回転盤回転数の自動調節イメージ図を図9に示す。本機構を用いることで，回転盤回転数 ± 数 rpm での生産量調節を可能にする。

　予備的なテストにより，本機能の検証を実施した。回転盤回転速度の制御によって，供給速度と消費速度のバランスを自動調節可能であることを確認した。実際の製品における錠剤物性の変化に対しては製品ごとに確認の必要があると考える。

3.7　滑沢剤の直前混合

　バッチ混合の滑沢剤は製造スケールに応じて混合時間と仕込み量が変化し，その都度最適な滑沢剤混合条件の選定が必要となる。バッチ混合の混合時間は多くの場合10分程度であるが，連続混合では滑沢剤の混合時間は一定であり，スケールアップは発生しない。

　一方，滑沢剤は打錠障害防止のために，ある程度の展延が必要となる。V型混合機の回転による混合と，連続混合方式では粉末にかかるストレスが違ってくると考えられるため，混合粉末中の滑沢剤の展延が異なる。連続混合での混合時間は最長でも30秒程度であるが，短時間の混合でも打錠時に必要な滑沢剤の分散状態を達成していることを確認済みである。

　連続混合とバッチ混合との混合状態比較結果（①混合度，②滑沢剤分布顕微鏡写真，③錠剤物性）を表2に示す。バッチ混合と比較して連続混合での混合度は同程度であり，SEM 観察における滑沢剤分布状態に顕著な差は見られなかった。一方，錠剤物性は連続混合で錠剤硬度の向上，崩壊時間の短縮が確認された。現在までのテストでは，連続混合粉末を用いた打錠で

117

固形製剤とバイオ原薬の連続生産

表2 連続混合とバッチ混合との滑沢剤混合状態比較

アスピリン1%データ

		バッチ混合	連続混合
滑沢剤混合条件		V型混合機 5L 27rpm 5分	水平混合途中投入 垂直混合にて分散 10秒程度
混合度	BUA RSD	3.2	3.3
滑沢剤分布 SEM写真 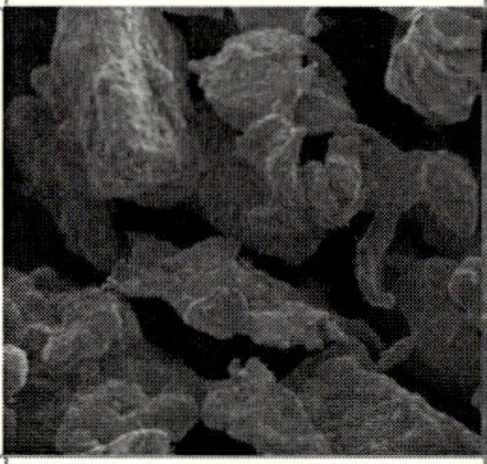 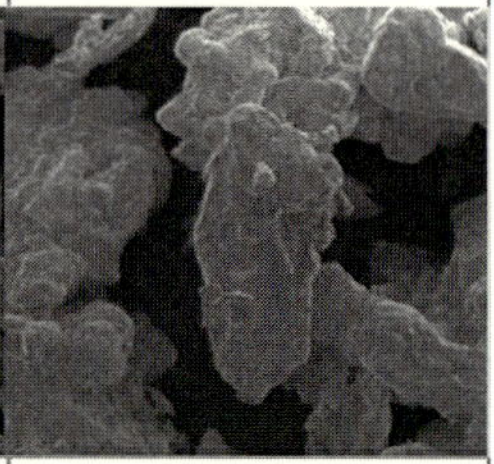			
錠剤物性 1800kg	質量ばらつき	0.3	0.3
	錠厚	4.93	4.9
	硬度	153.75	174.78
	崩壊時間	7	6

の打錠障害は確認されていない。金型（臼・杵）への付着具合と錠剤の硬度と崩壊性の関係など，滑沢剤の展延による影響をさらに詳しく調べる予定である。

3.8 混合顆粒の打錠特性とその錠剤物性

これまでの直打連続生産システムを用いた検証では，時系列含量推移や，含量均一性はいずれも一定の規格を満足する結果であった。

連続混合とバッチ混合での粉末の物性を比較したところ，連続混合はバッチ混合に比べて嵩密度は同程度で，安息角が小さく流れが良く充填性が優れていた。そして打錠において，いずれの混合手法でも打錠障害は発生せず，打錠に必要な滑沢性は十分であることが確認された。錠剤物性は，同じ硬度の錠剤では連続混合の方が崩壊性に優れていることがわかった。これは混合特性の違い（特に滑沢剤の影響）にあると考えられるが詳細はこれからのテストによって明らかにする。

連続混合によって得られる混合粉末はバッチ方式で得られる混合粉末よりも，ストレスが少なく，滑沢剤の展延が抑制され，不必要な粒子表面疎水化を防止でき，崩壊性能や錠剤物性を向上した製剤化に寄与できるものと考えられる。今後，複数の粉末を用いたテストによって実証していく。

3.9 おわりに

直打連続生産システムは，連続混合機（クラリス）を中心とし設計開発を進めている。装置自体がコンパクトであるためコンテインメント対応もバッチ生産より容易である。実際には各製品に応じた設計のカスタマイズが想定される。

本装置はこれから実生産での実証の段階になると考えられ，製薬メーカーの決断が待たれる。

文　　献

1)　北村直成ほか，*PHARM TECH JAPAN*，**33**(2)，26-27(2017)
2)　北村直成ほか，*PHARM TECH JAPAN*，**33**(12)，41-46(2017)
3)　伏見伸介，第 3 回直打研究会講演資料，2019/3/15
4)　垣谷智弘，第 28 回製剤技術学会講演資料，2018/10/18

4 GEA社における連続生産機器の開発

嶋多剛介[*]

本稿では,弊社が輸入代理店を務めているGEA社製の連続生産システムに焦点を当てその特徴等をご紹介する。

4.1 連続生産機器開発の経緯

GEA社はドイツのデュッセルドルフに本社をおくヨーロッパ有数の産業機器メーカーである。その製薬機器部門において,連続生産機器の開発が始まった背景には医薬品の原価を下げたいイギリス政府の要請および資金援助があった。また,造粒用の2軸のツインスクリューを研究していたベルギーのゲント大学,大手製薬メーカーのGSKも加わり,いわゆる産官学が連携したプロジェクトであった。

4.2 ConsiGma25湿式造粒打錠ライン

GEA社が世に送り出した最初の連続生産機器はConsiGma25湿式造粒打錠ラインであった(図1参照)。当初は造粒から始まり,整粒,滑沢剤等の外部添加,打錠までのラインであったが,現在では後述する連続コーティング機まで含めたラインを備えている。

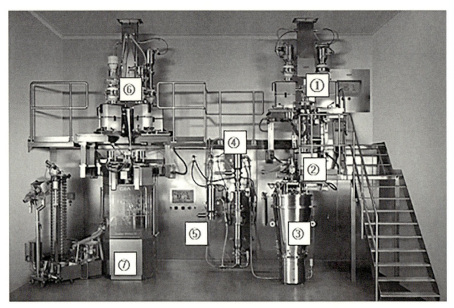

図1　ConsiGma25湿式造粒打錠ラインの一例(正面)

＊ Gosuke Shimada　㈱ユーロテクノ　専務取締役

第3章　固形製剤のための連続生産装置の開発

この連続生産システムではまず，種類の異なる粉末（原材料）を収めた複数のコンテナからロスインウエイトフィーダー①（図1中の①，以下同様）に粉末がそれぞれ空気輸送される。ロスインウエイトフィーダーでは単位時間当たりに送り出した粉末の質量を制御することにより粉末の流量（kg/h）を制御している。ロスインウエイトフィーダーにより造粒機②に送りこまれた粉は，ツインスクリューによりバインダー液と混練されて顆粒となる。造粒された顆粒はドライヤー③へ投入される。ドライヤーはイメージ図（図2）のとおり，内部が6つのセルに分割されている。また，入口，出口のロータリーバルブにより所定のセルへの湿粉の投入および所定のセルからの乾燥粉末の排出ができる構造になっている。

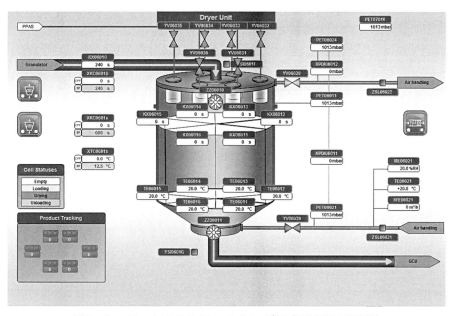

図2　ConsiGma25のドライヤーのイメージ図（操作画面より抜粋）

給気ファンと排気ファンは精密に制御されており，ドライヤー内を陰圧に管理することができる。これにより，造粒機から排出される湿粉はドライヤー内へ吸い込まれ，経路上にスティッキングすることを防いでいる。

乾燥の終点は，乾燥時間と個々のセルに取り付けられた温度計で管理される製品温度の Δt（乾燥中の一番低い温度との差）で決定される。

ドライヤーで乾燥された顆粒はGCU（Granule Conditioning Unit）④と呼ばれる整粒セクションに空気輸送される。ここでは，顆粒を整粒するとともにPATによりLODを測定することができる。測定結果を乾燥時間の調整にフィードバックすることも可能である。⑤はWaste Systemと呼ばれる廃棄用ユニットであり，各工程で不良品が出た場合（例えば製品のLODが規格外である等），当該不良品は打錠機上の滑沢剤等の外部添加装置⑥に送らず廃棄用ユニットに分岐・空気輸送される。良品判定された整粒後の顆粒は外部添加装置のロスイ

ンウエイトフィーダーの1つに空気輸送される。ここで顆粒は，滑沢剤等の必要な粉末を添加された後，混合され打錠機⑦へと送られ錠剤へと打錠される。

原材料の投入から錠剤が出来上がるまで約20分程度と短時間での打錠が可能となっている。

湿式造粒打錠ラインでは造粒，乾燥，整粒といった各パーツの形状等は標準で決まっているが，その配置やフィーダーの数，原材料や顆粒を空気輸送するか重力により輸送するか等の細部は顧客の事情や要望に応じて個別に対応できる。ConsiGma25で整粒された顆粒までを製造し，打錠は従来の打錠機で行う等，部分的に連続生産を取り入れている製薬メーカーもあり，ユーザーの要望に合わせた自由度の高い構成が可能な点も特徴の一つである。

4.3 CDC50直打ライン

上述のとおりGEA社の連続生産システムの開発は湿式造粒打錠ラインから始まった。しかし，欧米では造粒・乾燥・整粒というステップを省くことができる直打ラインへの関心が日本国内と比して高いため，湿式造粒打錠ラインに続き開発されることになった。CDC50開発にあたりGEA社ではよりコンパクトで低流量から高流量まで対応できる独自のロスインウエイトフィーダーを設計・開発した。これにより，打錠機と一体型の限られたスペースに最大8種類（図3，図4参照）の粉末を定量供給，混合し連続的に打錠までできる直打ライン（図5）の開発に成功した。

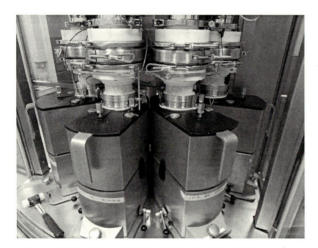

図3 直打ラインに並べられたロスインウエイトフィーダー

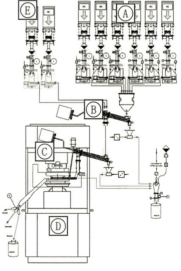

図4 CDC50プロセスフロー

第3章　固形製剤のための連続生産装置の開発

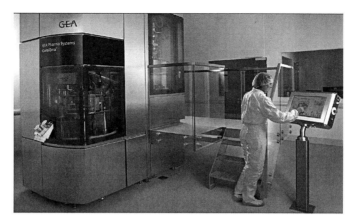

図5　CDC50直打ライン

　この直打ラインは，2段のブレンダーⒷ，Ⓒ（図4中のⒷ，Ⓒ）で構成されており，通常の原材料はフィーダーⒶよりブレンダーⒷを経てブレンダーⒸで2回混合される。滑沢剤のように過混合を避けたい原材料はフィーダーⒺから2段目のブレンダーⒸに直接投入され1段目のブレンダーⒷで混合された混合末と共に混合される。2段ブレンダーで混合された混合末は打錠機Ⓓに投入され打錠される。本機では，1時間当たり一般的な錠剤約50 kgの生産が可能である。

　上述のとおり，GEA社では直打，湿式造粒打錠ラインをラインナップしているが，同社の顧客に対する聞き取り調査の結果，今後開発される固形製剤の約7割が直打により製造されると予測している。日本では依然として湿式製造が主流だが世界の潮流と共に今後の動きには注視したい。

4.4　連続生産用打錠機・コーティング機

　ConsiGma25湿式造粒打錠ラインおよびCDC50直打ラインの最終工程は錠剤の打錠・コーティングである。打錠機としては従来から製品としてラインナップされていたModul型が採用されている。詳細はここでは割愛するが，Modul型（図6）はその封じ込め性能および独自の打錠制御システムにより，硬度不足，キャッピングやスティッキング等多くの打錠障害を解消するため，国内でも十数台の使用実績がある。

　次に，GEA社製の連続コーティング機を紹介する。従来のコーティング機ではワンサイクルに要する時間が長く，連続的に供給される錠剤をより短時間にかつ高品質でコーティングすることは困難とされていた。そこでGEA社は，ドラムを高速（約90 rpm）で回転させることにより，遠心力で内面に錠剤を張り付かせ，それに対して，ラジアルエアーナイフでエアーを吹き付けることにより錠剤を空中にばらけさせ，コーティング液を噴霧する方式を採用した（図7）。これにより，全ての錠剤が1秒間に1.5回スプレーの前を通過するため，ムラの少ないコーティングが可能である。また，浮遊中の錠剤にコーティング液が噴霧されるため乾燥効率

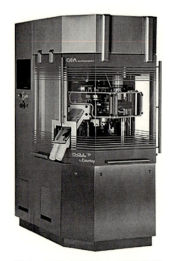

図6　GEA社製Modul型打錠機

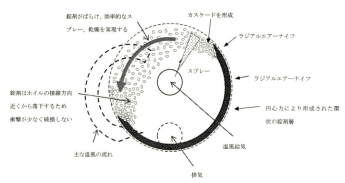

図7　連続コーティング機のプロセスイメージ

が高く，プロセス時間の短縮が実現した。

完成したコーティング機の外観は図8のとおりである。図8では同じコーティング機を2台並列に置くことにより，1時間当たり最大約25kg以上の錠剤の連続コーティングにも対応できる。

4.5　連続生産の長所
4.5.1　製造時間により生産量を調整できる

従来のバッチ型の機械の場合，機械のサイズにより生産量はある程度決まってしまう。一方，連続生産機の場合，例えばGEA社のConsiGma25では1時間当たり約25kgの錠剤を生産可能であり，生産時間が30分であれば約13kg，2時間であれば50kgの錠剤を生産できる。このように，同一の機械でも生産時間を調整することにより生産量を変えることができるため，

第3章　固形製剤のための連続生産装置の開発

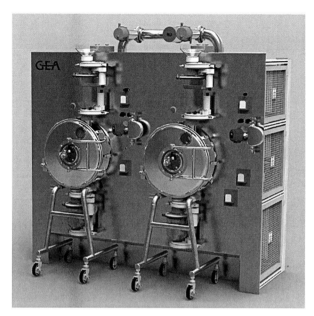

図8　GEA社製連続コーティング機

バッチサイズの異なる複数の機械を用意する必要もない。

4.5.2　薬の設計開発段階から商用生産機を使用することも可能

　従来のバッチ型装置の場合，商用生産機はサイズが大きすぎるため開発段階での使用には向かず小型の機械を使用することになるが，小型の開発機から商用生産機へ移行する際にはスケールアップが必要となり，時にこのスケールアップがトラブルの種となることがある。

　上述のとおり連続生産機は，時間により生産量の調整が可能であるため開発段階では生産時間を短く，また，商業生産に際しては運転時間を延ばせば必要な生産量に対応することができる。これにより，バッチ機で必要であったR&Dからパイロットスケール，商業スケールへの機械のスケールアップというステップを除外することができる。

4.5.3　開発時間の短縮化が可能

　造粒機に投入された原材料が顆粒となって排出されるまでに要する時間はわずか数秒であるため，例えばバインダー液の流量等のパラメーターの変更も製品に即座に反映される。そのため，通常バッチ式の機械では1つの条件を設定し結果がでるまで数分から最長数時間程度かかるが，連続生産機では大幅に短縮することができる。また，先述のとおりR&D機からパイロットスケール機や商業生産スケール機への移行に要する時間も削減することができる。これにより，開発段階で複数の条件を短時間で実験し，また，上位スケール機への移行に要する時間を削減することが期待できる。図9は，海外A社におけるラボスケール・パイロットスケールでの研究開発に要した時間の一例である。

125

固形製剤とバイオ原薬の連続生産

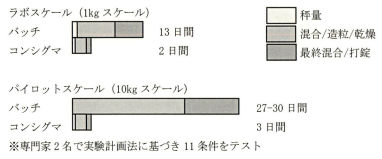

図9　研究開発に要する時間の比較／連続生産機とバッチ機

4.5.4　機械の設置スペースの削減

連続生産機は，大型バッチ機に比べ機器サイズが小さい。また，バッチ機の場合は，工程毎に部屋を分けるのが一般的だが連続生産機の場合は一部屋に全て納めることができるため，最大70％程度生産室の設置スペースを削減することも可能である。

4.5.5　中間品保管場所の削減

バッチ機の場合，工程毎にコンテナで中間体を回収・保管する必要があるが連続生産の場合は，原材料から錠剤までを一度に生産することもでき，中間体保管の必要性を大幅に削減できる可能性を有する。

4.6　生産機とR&D機

上述のとおり，連続生産システムでは運転時間を短くすることにより，薬の設計・開発段階の少量生産にも対応することができる。しかし，現実的には生産用の機械をR&D用に常に確保しておくことが難しいケースもある。

そこで，GEA社ではR&D用の連続生産機器もラインナップしている。一般的なバッチ機の場合，R&Dと生産機の間には1バッチの処理能力に大きな差がありR&Dからパイロットスケール，商用生産スケールに移行するにはスケールアップファクターが存在し，R&Dで時間をかけて取得した生産条件をそのまま上位のスケールに適用することができない。これに対しGEA社では，スクリュー等のコア技術が商用生産機と全く同じR&D用連続生産機械を提供することができる。これにより，R&D段階で取得したパラメーター等をスムーズに商用生産機でも活用することが可能である。

CDB-1（図10）は直打用の商用生産機であるCDC50（図4，図5）の原材料供給および混合（1段目のみ）機能を抜き出したものである。これにより，CDC50で生産する際の混合パラメーターをR&D機の実験で構築することができる。

ConsiGma1（図11）はConsiGma25（図1）と同じ寸法の造粒機を有している。また，乾燥機は1セルのみだがConsiGma25の乾燥機のセルの形を模した設計となっている。このため，造粒工程に関してはR&D機と全く同一のパラメーターを商用生産機に採用することがで

き，また，乾燥工程についても同様に移行することができる。

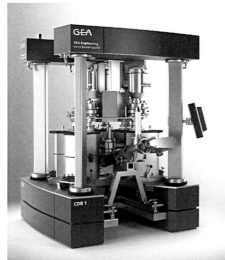

図10　CDB-1

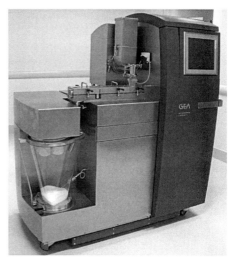

図11　ConsiGma1

　その他にも，R&Dで使用できるスタンドアローンのコンパクトフィーダー（図12），打錠機，コーティング機も提供することができる。

4.7　プロセスの状況把握に優れた操作画面とトレンドグラフ

　GEA社が提供する操作画面は，オペレーターが容易に視認できるようプロセスをグラフィック化している。例えば，図13の造粒プロセスの操作画面ではロスインウエイトフィーダー（ⓐ，ⓑ）および造粒機ⓒが容易に視認でき，また，それぞれの機器が実際のプロセスと同じ順序で表示されている。造粒に関わる各種パラメーターも同一の画面内で確認することができるためプロセスの状況を一目で把握できる。

　また，生産中センサーで計測された値を任意にピックアップしトレンドグラフとして図14のように表示することが可能である。また，計測された値はcsv形式で出力することも可能である。これにより，生産プロセス中の動向を細かく分析することができる。

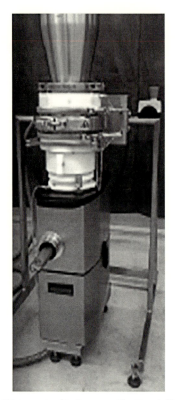

図12 コンパクトフィーダーテスト機

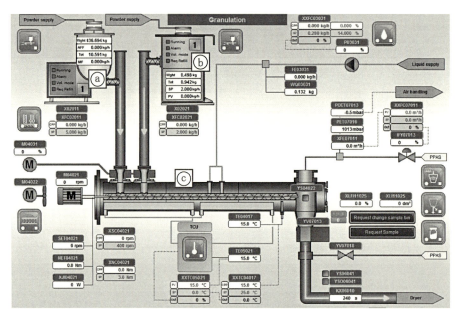

図13 造粒プロセスの操作画面

第3章　固形製剤のための連続生産装置の開発

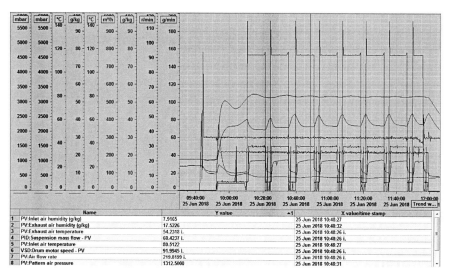

図14　トレンドグラフ

4.8　最後に

　GEA社は，世界に先駆けて固形製剤向けの連続生産システムとして湿式造粒打錠ラインおよび連続直打ラインの開発を成功させ，今なお技術革新を続けている。GEA社の代理店である弊社は，最先端の連続生産設備とその生産技術を今後とも国内に紹介していきたい。

第4章　連続生産実現のための制御・支援技術

1　連続生産を対象とするプロセスシステム工学研究

杉山弘和[*1]，松並研作[*2]

1.1　はじめに

　従来のバッチ生産に替わる選択肢として，連続生産が盛んに研究されている。商用化が進む固形製剤について見ると，直近では Ghent 大学（ベルギー），Graz 工科大（オーストリア），Rutgers 大学（米国），Eli Lilly（米国），Pfizer（米国）などの研究者から，それぞれ，二軸スクリュー式装置[1)]，滞留時間分布[2)]，原料物性の影響のモデル化[3)]，フローシートモデル[4)]，粉体混合[5)]に関する論文報告がある。これらの研究では，化学工学，とりわけ化学プロセスの設計・運転・制御を目的に発展してきたプロセスシステム工学（Process Systems Engineering：PSE）の研究者も大きく貢献している。

　筆者らの研究室では，医薬品の製造プロセス設計に焦点を当てた「製薬プロセスシステム工学：Pharma PSE」[6)]の研究に取り組んでいる。連続生産は Pharma PSE 研究の重要テーマの1つであり，これまでに固形製剤について，バッチ・連続生産の経済性評価[7)]・品質評価[8)]を論文で発表した。本稿では，これらの事例を紹介しつつ，連続生産におけるプロセスシステム工学の役割を考える。研究の詳細は元の論文[7, 8)]に加え，日本語での紹介記事[9, 10)]も出版しており，あわせて参考にされたい。

1.2　経済性評価の研究例

　次のような状況を考える。

　ある新薬（錠剤）が上市され，向こう30年間製造する。ピーク時の需要量予測と原薬購入価格が分かっている。工場にはバッチ・連続生産の既存ラインがそれぞれある。さて，どちらのラインで生産すべきか。

　筆者らが開発した手法[7)]は，このような問いに答えを出すものである。手法は4つの Step からなる。Step 1 では各技術の特徴を考慮しつつ，製造コストをモデル化（定式化）する。Step 2 で経済性評価を行ったのち，Step 3 で入力変数の変化が評価結果に与える影響につい

＊1　Hirokazu Sugiyama　東京大学　大学院工学系研究科　化学システム工学専攻　准教授

＊2　Kensaku Matsunami　東京大学　大学院工学系研究科　化学システム工学専攻　博士課程

て感度解析する。Step 4 で結果を解釈し，最終的な出力として選択すべき技術を得る。ケーススタディでは，バッチ技術では装置サイズ V を 300 kg に固定し，連続技術ではバリデーションする連続稼働時間を 7～20 時間の間から設定できるとした。また，ピーク需要量を 5.0×10^7 錠/yr，原薬価格を \$1,000/kg とした。

1.2.1 Step 1：製造コストのモデル化

Step 1 では，両技術の特徴を考慮して製造コストを定式化する。筆者らの論文[7]では，図1のプロセスを対象に，上市後 i 年目における年間製造コスト $C(i)$ [\$/yr] を式(1)のように定めた。

$$C(i) = 原料費 + 廃棄費 + 労務費 + 用役費 + キャパシティ費 \tag{1}$$

原料費や廃棄費には，原薬や添加剤の使用量や単価，プロセスからのロスを考慮した。労務費には，製造，洗浄，試験，PAT メンテナンスに要する工数を含めた。用役費は HVAC システムの稼働によるものであり，製造スペースなどを考慮した。キャパシティ費は，新製品導入が，既存製品の製造能力に与える影響の費用である。

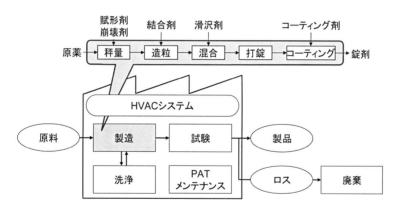

図1　経済性評価におけるモデル化対象プロセス

1.2.2 Step 2：評価値計算

Step 2 では，経済性評価を実行する。論文[7]では，上市後の経済性を評価する指標として割引現在コスト（Net present Cost：NPC [\$]）を式(2)のように定めた。ここで，τ [yr] は製品の販売期間，r [−] は割引現在コスト計算の利子をそれぞれ表す。

$$NPC = \sum_{i=0}^{\tau} \frac{C(i)}{(1+r)^i} \tag{2}$$

式(2)を用いた技術選択を最適化問題として表すと式(3)のようになる。

$$\min NPC(tech,\ T_{\mathrm{val}}^{\mathrm{continuous}}) \tag{3}$$

s.t.

$tech \in \{batch, continuous\}$

$7 \leq T_{val}^{continuous} \leq 20; T_{val}^{continuous}$ integer

$g(x_f, x_c) = 0$

添え字 $tech$ はバッチ (batch) もしくは連続 (continuous) 技術を，$T_{val}^{continuous}$ [h] はバリデートされた連続稼働時間をそれぞれ表す。連続技術では，上市時に1ロットあたり $T_{val}^{continuous}$ だけ連続稼働させてプロセスバリデーションを実施し，商用生産時は $T_{val}^{continuous}$ 以下の範囲内で変更可能とした。ベクトル x_f, x_c は制約条件の入力パラメータからなり，x_f は意思決定時に値が決まっている (fix な) パラメータ，x_c は変動する可能性がある (changeable な) パラメータからなる。関数 $g(x)$ は制約条件を表す。ケーススタディでは，制約条件となる入力パラメータ83のうち，x_f は錠剤重量やバッチ技術におけるバッチサイズなど7つであり，それ以外は x_c とした。さらに，比較指標 y [$] を式(4)のように定義した。

$$y = \min NPC(continuous, T_{val}^{continuous}) - NPC(batch) \tag{4}$$

ケーススタディにおける評価指標 y の計算結果を図2に示す。等高線図の横軸はピーク時の需要量を，縦軸は原薬価格を表す。濃灰色の領域 ($y<0$) は連続技術優位，薄灰色～白色の領域 ($y>0$) はバッチ技術優位であることを意味する。オーファンドラッグのような低需要か

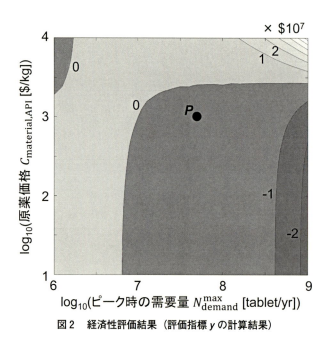

図2　経済性評価結果（評価指標 y の計算結果）

つ高価製品が含まれる左上の領域では，製造量変更の柔軟性により連続技術の方が有利となった。ジェネリック医薬品などの高需要かつ安価な製品が含まれる右下の領域でも，洗浄や試験に要する工数が少ない連続技術が優位になった。一方で，低需要かつ安価な製品が含まれる左下の領域では，PATのメンテナンスに要する工数は製造量に関わらず一定としたことから，バッチ技術の方が有利となった。さらに，ブロックバスターに代表される高需要かつ高価な製品が含まれる右上の領域においても，連続技術においてプロセスの安定化までに生じるロスの多さが原因で，バッチ技術の方が良い結果となった。仮に，上市予定の新薬が図2で**P**の位置にあった場合，連続技術の方が有利と分かる。

1.2.3　Step 3：感度解析

Step 3では，入力パラメータの評価値への影響を定量的に評価するため感度解析を行う。対象となるのは，値が変わる可能性があるベクトル**x**$_c$の要素である。パラメータx_kをベクトル**x**$_c$の要素としたとき，評価指標yとx_kの関係は一般的に式(5)のように表される。

$$y = f(x_k) \tag{5}$$

本研究[7]では，微小変化に対する応答を表すδy[\$]と，とり得る値幅に対する変化量を表すΔy[\$]を感度解析の指標として定義した。これらは式(6)，(7)のようにそれぞれ表される。

$$\delta y_k = \max_{a \in \{\delta x_k, -\delta x_k\}} \{|f(x_k^{\mathrm{initial}} + a) - f(x_k^{\mathrm{initial}})|\} \tag{6}$$

$$\Delta y_k = |f(x_k^{\max}) - f(x_k^{\min})| \tag{7}$$

パラメータx_k^{initial}，δx_k，$x_k^{\max}$，$x_k^{\min}$は入力パラメータkの初期値，微小変化量，最大値，最小値をそれぞれ表す。パラメータaはδx_kや$-\delta x_k$のプレースホルダーである。ケーススタディでは，δx_kの量を初期値の1％とした。計算の結果，連続技術における製造速度vと，バッチ技術におけるキャンペーン生産ロット数$N_{\mathrm{campaign}}^{\mathrm{batch}}$が評価結果への影響が大きなパラメータであることがわかった。

1.2.4　Step 4：結果の解釈

Step 4では，結果を解釈して意思決定支援情報を出力する。また，前のStepを繰り返すかの判断もここで行う。ケーススタディでは，感度解析で重要パラメータと特定された連続製造速度と，バッチ技術のキャンペーン生産ロット数に着目し，これらに関する評価を繰り返した。図3に製造速度vを初期値の25 kg/hから，10 kg/h（図3(a)）や19 kg/h（図3(b)）に変更したときの評価結果を示す。全体の傾向として，値の低下とともにバッチ技術が有利になる領域が増えた。点**P**を見ると，有力な技術が19 kg/h周辺を境に連続からバッチへと変わることがわかった。同様に，バッチ技術のキャンペーン生産ロット数$N_{\mathrm{campaign}}^{\mathrm{batch}}$についても，初期値の5 lot/campaignから，2 lot/campaign（図4(a)）や8 lot/campaign（図4(b)）に変更して再評価した。ロット数増加に伴いバッチ技術が有利な領域は増加するが，点**P**においては常に連

続技術が有利な結果となった。

このようにStep 1から4までを実行することで、意思決定の支援情報を得ることができる。ケーススタディでは「今回予定している新薬では、製造速度が19 kg/h以上にできるのであれば、連続技術の方が経済的に有利である」という情報が出力された。

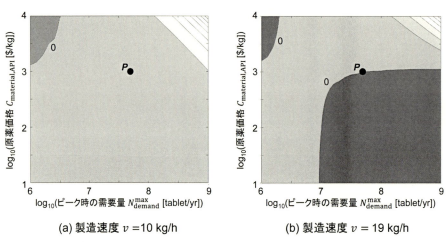

(a) 製造速度 v =10 kg/h　　(b) 製造速度 v = 19 kg/h

図3　連続製造速度 v を初期値 25 kg/h から(a) 10 kg/h・(b) 19 kg/h に変更した結果

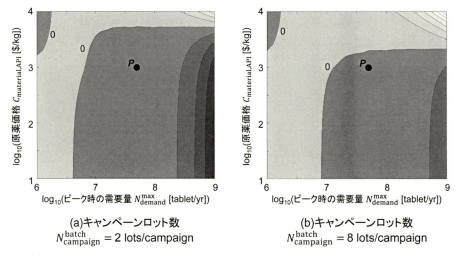

(a)キャンペーンロット数　　(b)キャンペーンロット数
$N_{campaign}^{batch}$ = 2 lots/campaign　　$N_{campaign}^{batch}$ = 8 lots/campaign

図4　バッチ技術におけるキャンペーン生産ロット数 $N_{campaign}^{batch}$ を初期値 5 lots/campaign から
(a) 2 lots/campaign や(b) 8 lots/campaign に変更した結果

1.3　品質評価の研究例

次に、以下の状況を考える。

工場に①バッチ式流動層造粒、②バッチ式撹拌造粒、③連続式撹拌造粒を用いた3つの錠剤

第 4 章　連続生産実現のための制御・支援技術

製造ラインがある．ここに，同一組成の原料を流した時，得られる顆粒や錠剤の品質には，どれほどの差があるのか．

　筆者らは，このような問いに答えを出すため，1 ロット 100 kg の実生産スケールでの実験を実施した[8]．上記①から③の湿式造粒法を用いて，初めに 5～10 kg スケールで実験したのち，100 kg にスケールアップした．

1.3.1　実験方法

　使用した原料の処方は，エテンザミド（原薬）29.4 wt%，マンニトール（賦形剤）58.8 wt%，結晶セルロース（賦形剤）9.8 wt%，ヒドロキシプロピルセルロース（結合剤）1.5 wt%，ステアリン酸マグネシウム（滑沢剤）0.5 wt% である．実験は図 5 に示す湿式造粒法を用いた．造粒から滑沢剤混合までの工程を①バッチ式流動層造粒，②バッチ式撹拌造粒，③連続式撹拌造粒で分けて実験した．初めに 1 ロット 5～10 kg スケールの【実験 1】を行い，各プロセスパラメータの適切さを確認した．続いて 1 ロット 100 kg スケールの【実験 2】で，製品品質やプロセス性能を最終的に評価した．実験 1・2 の結果を比較して，スケールアップの影響を調べた．

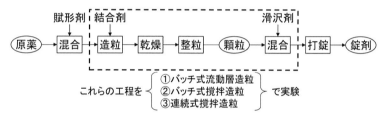

図 5　実験で対象とした錠剤製造プロセス

　連続生産である③連続式撹拌造粒では，パウレック社製の連続造粒機 MiGRA-CM-MG100 を用いた．原料の混合工程はバッチ式装置を用いて行い，【実験 1】では造粒から整粒までを，【実験 2】では造粒以降の全工程を，連続的に実施した．製造速度は 25 kg/h とした．稼働開始後の一定時間を安定化までのスタートアップ操作とし，それから所定の量を製造するために必要な時間だけ稼働させた．整粒と滑沢剤混合の間に，粒子径をインラインでモニタリングする装置を導入しており，顆粒が最初にモニタリング装置を通過する時点を稼働開始時と定義した．

1.3.2　評価系

　製品品質として顆粒及び錠剤の物性を，プロセス性能として製品の収率をそれぞれ測定・評価した．錠剤の物性としては，サイズ及び硬度に加えて，原薬含量や溶出性を測定した．このとき，品質を判定するための基準を 3 つ定めた．第 1 に錠剤の硬度が 40 N 以上であること，第 2 に原薬含量が目標値の 95～105% であること，そして第 3 に溶出試験で原薬が 30 分以内に 80% 以上溶出することである．溶出性を技術間で比較する指標として，式(8)で表される similarity factor f_2 [－] を用いた．

$$f_2 = 50 \cdot \left\{ \left[1 + \frac{1}{n} \sum_{t=1}^{n} (R_t - T_t)^2 \right]^{-0.5} \times 100 \right\} \tag{8}$$

ここで $n[-]$ はサンプリングの数，$R_t[\%]$ と $T_t[\%]$ は各サンプリング時の基準製剤および試験製剤の溶出率を表す。f_2 の値は50より大きければ，2つの溶出曲線は同等と見なせる。収率については，最終製品や造粒機固着などを含むロスの量を分析して評価した。連続技術におけるスタートアップ操作時や両技術における打錠の条件出し時に製造された錠剤はロスとみなした。

1.3.3 結果と考察

表1に【実験2】における錠剤の硬度・原薬含量測定結果を，図6に溶出試験結果をそれぞれ示す。すべての結果は目標値を満たした。製法間の錠剤物性を比較すると，硬度は②バッチ式撹拌造粒の値が低く，原薬含量は①バッチ式流動層造粒の値が低い結果となった。溶出性を式(8)に基づいて比較すると，どの製法間の溶出曲線を比較しても f_2 値は60より大きかった。連続技術を用いた100 kgスケールの製造が可能であり，製品は従来のバッチ技術と同等であることが確認できた。

表1　実験2（100 kgスケール）における錠剤物性の測定結果

	①バッチ式流動層造粒	②バッチ式撹拌造粒	③連続式撹拌造粒
錠剤硬度 [N]	65	53	65
原薬含量(対目標値) [%]	97.5	99.2	99.3
原薬含量CV値 [%]	0.92	0.64	0.81

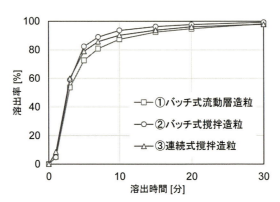

図6　実験2（100 kgスケール）における溶出曲線

【実験1】との比較により，スケールアップに関する知見も得た。図7に実験1と2の溶出曲線比較結果を示す。バッチ技術については，①流動層造粒では f_2 値が50より大きいことからスケールアップが成功した一方で，②撹拌造粒ではスケールアップがうまくいかずに溶出性が変化した。連続技術の場合は，【実験1】と【実験2】で同じ装置を用いているにも関わらず，

第4章　連続生産実現のための制御・支援技術

溶出性が変化した。これは【実験1】で，稼働時間を除く全ての条件を【実験2】と同じにして運転したところ，装置内で詰まりが発生して運転続行ができず，条件を変える必要があったからである。従来は，連続技術のスケールアップは容易と考えられていたが，本実験ではそれが必ずしも成立しないことが例示された。

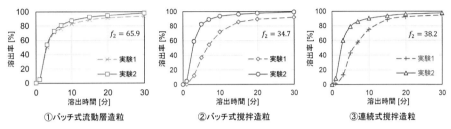

図7　実験1（5～10 kgスケール）と2（100 kgスケール）における溶出曲線の比較

表2に【実験2】における収率と主要なロス要因計算結果を示す。バッチ技術ではいずれも収率が93 wt%以上だったが，連続技術ではこれらより収率が低い結果となった。バッチ技術の場合，主要なロス要因は造粒機付着や打錠条件出しだった。連続技術の主要因は，フィーダー残量やスタートアップ操作など技術特有のものだった。そこで，連続技術のスタートアップや安定化についてさらに分析をした。図8に連続技術の平均粒子径モニタリング結果を示す。実験した装置の乾燥工程は，4つのバッチ式流動層を順番に回すことで連続的に行われており，図8は乾燥機1層分から排出された顆粒の平均粒子径をプロットしたものである。最初の流動

表2　収率と主要なロス要因

	①バッチ式流動層造粒	②バッチ式撹拌造粒	③連続式撹拌造粒
収率	93.33 wt%	94.06 wt%	90.61 wt%
主要ロス要因	造粒機付着 (2.11 wt%) 打錠条件出し (2.09 wt%) フィルター通過 (2.02 wt%)	打錠条件出し (1.95 wt%) 造粒機付着 (1.57 wt%) フィルター通過 (1.02 wt%)	フィーダー残 (2.91 wt%) 打錠条件出し (2.80 wt%) スタートアップ操作 (2.04 wt%)

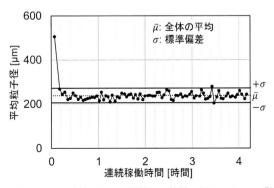

図8　連続式撹拌造粒における顆粒の平均粒子径モニタリング結果

層から排出された顆粒は粗大粒子を含んでいるが，2層目以降は安定化した。以上のことから，スタートアップでの廃棄量には，乾燥機1層分が含まれており，スタートアップ終了後のプロセスは常に安定していたことが分かった。これは，平均粒子径に加えて，毎時間サンプリングした錠剤の溶出性がほぼ同一であったことからも確認された。連続技術の収率向上には，スタートアップの迅速化が求められると言える。

1.3.4　スケールアップに関する考察

【実験2】で製品100 kgの製造に成功したのは，3回目の運転時である。最初の運転では，稼働時間以外は【実験1】と同じ条件で実施したが，造粒機の練合部分にある結合剤溶液の供給チューブが，混錬機内の詰まりにより外れた。そこで，造粒機のブレード回転数を減らし（6000 rpmから5000 rpm），結合剤溶液の加水率を22 wt%から18 wt%に減少させたが，再びチューブが外れて長時間稼働ができなかった。この2つに加えて，造粒機練合部のスクリュウ仕様を変更させた3回目の運転で，初めて4時間の連続稼働が可能になった。

今回のトラブルに対して，次の5点の要因を考えた。ⅰ）機械的なトラブルを引き起こす造粒機の振動，ⅱ）練合部における原料からチューブへの内部圧力，ⅲ）チューブの取り付けミスなどのヒューマンエラー，ⅳ）チューブの取り付け方法，ⅴ）停電などの外的要因。今回の実験では，ブレード回転数変更はⅰ）への対策，加水率の変更やスクリュウ仕様の変更はⅱ）への対策とみることができるため，5つの原因のうち最初の2つが今回の実験トラブルに影響していたと推測される。連続技術のスケールアップをスムーズにするために，このような知見を蓄積していくことが重要である。

1.4　おわりに

固形製剤の連続生産について，意思決定の視点から見た研究を紹介した。経済性については，需要予測と原薬価格が与えられたときに，連続・バッチ生産から有利になる技術を選択するための手法を示した。製造コストをモデル化し，評価値を計算したうえで，感度解析で重要パラメータの分析をしたうえで，最終的な判断を支援する情報を出力できるようにした。品質については，100 kgスケールの実験で連続・バッチ生産を比較した。最終的に得られた錠剤の品質について，技術間の差異は見られなかった。しかし，連続生産であってもスケールアップが必ずしも単純ではないこと，また，スタートアップ運転が収率に影響を及ぼしていることが，今後の課題として示された。2つの研究の結果は，入力値や評価指標，実験条件に依存するため，一般化して考えることはできないが，連続・バッチを選択肢として捉えることの重要性は示された。

今後の展開として，筆者らは，新薬やプロセスの開発段階における意思決定支援について研究を進めている。経済性については，連続・バッチの運転方式に加えて，様々な単位操作や剤形の選択肢も含めたソフトウェアツールを開発している[11]。品質については，製品品質に影響を与えるプロセスパラメータについて分析を進めている。また，バイオ原薬や低分子原薬，無

菌製剤にも研究対象を広げつつある。研究室 HP [6] では学会発表や雑誌掲載に関する情報を随時掲載している。参考にしていただければ幸いである。

謝辞

　1.2 項で紹介した研究は，東京大学大学院工学系研究科化学システム工学専攻平尾雅彦教授，及び第一三共㈱中川弘司氏，荒井宏明氏，宮野拓也氏と共同で実施した。1.3 項で紹介した研究は，㈱パウレック長谷川浩司氏，長門琢也氏と共同で実施した。また，実験では㈱パウレック小髙一慶氏，吉森誠氏，加納良幸氏，細野哲矢氏の協力を得た。ここに記して感謝の意を表する。研究の一部は日本学術振興会科研費若手研究 B（No.26820343），若手研究 A（No.17H04964），特別研究員奨励費（No.18J22793），財団法人永井記念薬学国際交流財団からの研究助成を得て実施した。あわせて感謝の意を表する。

文　　　献

1) N. Nicolaï *et al.*, *AIChE J.*, **64**, 2500-2514（2018）
2) M. Martinez *et al.*, *Int. J. Pharm.*, **547**, 469-479（2018）
3) M. S. Escotet-Espinoza *et al.*, *Int. J. Pharm.*, **543**, 274-287（2018）
4) S. García-Muñoz *et al.*, *AIChE J.*, **64**, 511-525（2018）
5) P. Toson *et al.*, *Int. J. Pharm.*, **552**, 288-300（2018）
6) 東京大学　平尾・杉山研究室ホームページ，http://www.pse.t.u-tokyo.ac.jp/index.html
7) K. Matsunami *et al.*, *Ind. Eng. Chem. Res.*, **57**, 9798-9809（2018）
8) K. Matsunami *et al.*, *Int. J. Pharm.*, **559**, 210-219（2019）
9) 杉山弘和，松並研作，*PHARMTECHJAPAN*，**34**，255-259（2018）
10) 松並研作，杉山弘和，*PHARMTECHJAPAN*，**35**，1533-1537（2019）
11) 松並研作ほか，化学工学会第 84 年会講演要旨，No. I201（2019）

2 連続生産プロセスにおける PAT

服部祐介[*1], 大塚　誠[*2]

2.1 はじめに

2004年，FDA により革新的な医薬品の開発，製造，品質管理の手法として，Process analytical technology（PAT）の Framework が指針として出された[1]。それと同時に，FDA は"Pharmaceutical CGMPs for the 21st Century：A Risk-Based Approach."と題した Report を公表した[2]。いずれにおいても，革新的な科学技術を医薬品開発，製造工程制御，品質管理へ導入することを奨励し，総じて，製薬企業において高品質な医薬品をより少ない労力で供給すること，リスクに基づいた品質管理（Risk-based regulatory approach）を推奨するものである。その後，ICH の指針 Q8（R2）において，Real time release testing（RTRT），Design space，Quality by design（QbD）などの概念が定義され，目指すべき新しい医薬品製造の考え方として，"医薬品の品質を製造物の評価で行うのではなく，工程制御あるいは設計により品質を基準値に収束させる"ことが提唱された[3]。この考え方の集大成が，今日の連続生産技術の開発へつながったものと考えられる。したがって，連続生産を考える上で，PAT を活用した医薬品の製造や品質管理アプローチはベースとなる技術であり，実際にPAT は連続生産において重要な役割を果たしている。

一方で，その PAT の主な目的である医薬品の品質と生産性の向上，リスクに基づいた管理を実行することは容易ではない。その要因として，PAT により得られる情報の解釈，工程理解の難しさが挙げられる。しかし，考え方を変えると，PAT を駆使することで，工程の理解が可能と言える。すなわち PAT Framework において最も重要な点は，医薬品の全製造工程においてPAT を単に運用することではなく，"PAT の利用により工程を理解し，その理解に基づいた製造工程制御と品質管理を行うこと"である。またここで言う工程を理解することとは以下のことを意味する。①変動するすべての決定的要素（Critical attributes；CAs），決定的工程パラメーター（Critical process parameter；CPP）を特定し説明できる，②原料（Input）の CAs の変動に対応し，プロセスの状態を維持できる，③CAs，製造環境条件などによって製造物（Output）の重要品質（Critical quality attribute；CQA）を予測できる。

実際にプロセスを理解し，状態をモニタリング，期待する状態を維持するように制御するためのストラテジーは次の（イ）～（ニ）である。

（イ）モニタリングすべき CAs を決定する，

（ロ）CAs のリアルタイム（あるいはそれに近い）モニタリングが可能なプロセス（in-, on-, at-line）測定システムの設計とデータ処理・解析，

（ハ）すべての CPP を制御するための調整機構の設計，

---

*1　Yusuke Hattori　武蔵野大学　薬学研究所　薬学部　講師

*2　Makoto Otsuka　武蔵野大学　薬学研究所　薬学部　教授

（ニ）CQA，CAs，CPP の関係を明確な数学モデルを用いて表す。

PAT Framework では，プロセス終点を時間で管理するのではなく，以上の（イ）～（ニ）を実行することで，目的とする品質を一貫して維持するためのプロセス終点をモニタリングデータに基づいて管理することになる。連続生産では，全プロセスをより高頻度にモニタリング，あるいはサンプリングし，適切な状態を維持できるシステムが求められる。本節では固形製剤を中心に，連続生産プロセスにおける PAT システム構築のためのツールと戦略，目指すべき開発目標について述べたい。

2.2　モニタリングツール

　近赤外分光法をはじめ，製造工程の理解，品質管理のための有用なモニタリングツールはいくつかあるが，モニタリング対象となる特性に合わせて選択する必要がある。すなわち，化学的特性であれば，赤外，近赤外分光，ラマン分光，テラヘルツ分光あるいは pH センサーなど，粒子の形状やサイズなどの物理的特性であれば，粒度分布測定プローブや画像法を採用するべきである。また，FDA の PAT Framework に関する guideline にも述べられているが，必ずしも目的とする特性の"絶対値"を得る必要はない。求められることは，その特性に関する測定値がプロセス中に変動し，かつプロセス制御に有用であるか，である。

　近赤外分光法は，分子の基準振動（基本音）を主に測定する赤外分光と異なり，振動の倍音や結合音による吸収を測定する方法である。その倍音・結合音が測定される波長域は 800 nm から 2500 nm であり，赤外域と可視域の間に相当する。近赤外域における光の吸収（吸収係数）は基本音よりも一桁から二桁小さいため，試料に照射された近赤外光の一部は物質に吸収されることなく，試料の奥深くまで透過することができる。さらに，試料を希釈（前処理）する必要なく測定可能であるため，リアルタイム in-line モニタリングに適したツールと言える。特に近赤外分光では，水分子による吸収が特徴的に測定されることから，湿式造粒工程[4,5]，乾燥工程[6]の評価において非常に有効である。

　赤外分光やテラヘルツ分光などは試料による吸収が非常に強大である。そのため，試料の前処理が必要とされるが，ATR 法を用いることで in-line モニタリングにも適用可能である。ラマン分光は通常，微弱なラマン散乱光を検出する必要があるため，試料表面に励起レーザーをフォーカスすることで，効率的に表面近傍の測定を行う方法が主であった。しかし近年，検出器や光学素子の性能向上に伴い，透過ラマン分光システム[7~9]やプロセスモニタリング用の広域フォーカスプローブを備えたラマン分光システム[10]が開発され，今後の応用が期待される。特に，赤外分光，テラヘルツ分光，ラマン分光は原薬の結晶多形，非晶質状態の変化に対して明確なピークシフトを示すことが多い。そのため，晶析や製造工程中の多形転移，非晶質化，結晶化などをモニタリングする際には非常に優れたツールになる。

　分光法以外のモニタリング方法として，空間フィルタ速度計法（Spatial Filter Velocimetry，SFV）による粒度分布測定プローブが用いられている。SFV は，平行にしたレーザー光とレー

ザー光のアレイ検出器の間を粒子がある速度で通過する際，レーザー光の遮断周期，遮断時間から移動速度と粒子径を求める方法である．また，固形医薬品の製造において，粉体や造粒物の形状だけでなく密度や流動性も非常に重要な物性である．密度を評価するには，大きさと質量を同時に求める必要がある．ひずみゲージやピエゾ素子を用いたセンサーは流動する粒子の質量を定性的にモニタリングできる可能性があるが，大きさについて評価できないことから，粒度分布測定プローブを相補的に用いる必要がある．

分光器や粒度分布測定プローブだけでなく，撹拌造粒におけるアジテーターの回転に要する消費電力，造粒器内や乾燥器内の温度，湿度，気圧などの特別な設備を必要としない測定データも，製造工程を理解し製造物の状態を把握するために重要なモニタリング対象である．

2.3 連続生産制御のためのPAT

原料物性のモニタリング　連続生産において，生産機が稼働している間，原料は連続的に供給される．例えば，粉体であればloss-in-weight feeder，液体であればポンプなどのfeederにより供給される．Input CAs のバッチ間での違いなどが，feeding process や滞留時間分布，あるいは Output CQA に差異を生じさせる可能性がある．したがって，あらかじめ主薬原料と添加剤のキャラクタリゼーションにより，原料の制御と特性を保証することが必要である．粉体であれば粒度分布や密度，含水量など流動性に寄与する特性，あるいは結晶多形・疑似多形が重要な CAs になる．

プロセスモニタリングと制御　リアルタイムモニタリングにより，CPP, Input CAs, 中間品（in-process material）の CAs, Output CQA を実時間で監視できる．このような情報により，過渡的なバラつきや工程の逸脱の迅速な検出，あるいは工程の能動的プロセス制御（Feedforward control）や RTRT が可能になる．連続生産においてそのような制御を行うため，PAT を含めた制御戦略を次に考える．

（イ）モニタリング対象　対象となる CAs は多岐にわたる．前述した Input の品質の他に固形製剤の工程ごとに例を挙げると，（混合）混合状態，（造粒）粒度分布，密度，水分の均一性，API・添加剤の結晶多形・疑似多形，（乾燥）水分量，乾燥速度，粒度分布，かさ密度，API・添加剤の結晶多形・疑似多形，（滑沢剤混合）滑沢剤の均一性，流動性，かさ密度，（打錠）打錠時の臼への充填量，API の含量均一性，錠剤硬度，錠剤密度，（コーティング）コーティング量と均一性などが考えられる．それぞれの工程において CQA と CAs, CPP の関係を理解したうえで，モニタリングすべき CAs，制御すべき CPP を決定する．

（ロ）モニタリング・サンプリング計画　モニタリング対象について，適切な測定方法を決定し，その in-line, on-line 測定を行う場所と頻度，評価のための統計的基準を設定することも重要である．そして適切なサンプリングにより，モニタリングデータと実際の状態が適切にリンクしているか，確認することも必要である．また，測定の際はセンサーやプローブの形状，場所が工程を妨げないように考慮して設計するべきである．

第4章　連続生産実現のための制御・支援技術

（ハ）**モニタリングの目的**　様々なモニタリング対象が存在するが，重要なことは，モニタリングデータの利用目的であり，その目的により解析方法が異なってくる。その目的として①製造工程や生産機の性能が適切な状態であることの確認，②連続生産の制御（能動的プロセス制御）への活用，③Pharmaceutical Quality System（PQS）に基づいた品質管理，が挙げられる。それぞれの目的に対してどのような解析法があるか，次に考えたい。

（ニ）**解析方法**　どのモニタリングデータをどのような目的で用いるかにより，解析方法は"定量"か"定性"に分けられる。目的が，プロセスの状態や生産機の性能の確認であれば，工程パラメーターの単変量解析，単変量のトレンドによって許容上限・下限（管理限界）内の推移を確認できる。この場合，ある特性値を"定量"することが必要とは限らない。モニタリングデータとCAsあるいはプロセスの状態との間に明確な相関関係があり，それを説明できれば良いのである。

プロセス制御を目的とする場合についても同様のことが言える。例えば，近赤外分光法を用いて混合，造粒，乾燥工程において，混合均一性，水分量や結晶多形・疑似多形についてモニタリングしプロセス制御する場合，それらの特性値を"定量"する必要はない。得られたスペクトルデータの多変量解析，数学モデルのあてはめ，あるいは移動平均（moving average），分散分析（ANOVA），共分散などの統計的解析による"定性的方法"による制御が可能である[11]。なぜなら，近赤外スペクトルには，水も含めて試料に含まれるすべての化学成分の量や質（結晶多形など）に関する情報がすべて含まれているからである。もしスペクトルデータから成分濃度など，ある物理量を定量するのであれば，それは他の情報を捨てていることと同義である。スペクトルデータは，試料に内在するすべての化学的情報の集合であるため，そこから一つの情報を定量することは難しいが，すべての情報を工程制御に利用すると考えれば，非常に有用なモニタリングデータになる。

PQSによる品質管理・保証，RTRTを行うのであれば，定量的解析法・回帰分析によりある特性値を定量することが求められる。定量することで，品質を保証し，in-processで基準を逸脱した場合には排除できる。

以上のようにある特性値を定量する必要がある場合は限られる。粒度分布測定プローブのように特性値を直接的にモニタリングできるプローブを除き，分光学的手法の場合，単変量あるいは多変量回帰分析を行うことで特性値を定量する必要がある。しかし，プロセスを管理，制御する上で，特性値と相関したモニタリングデータさえ測定できれば，あえて定量する必要はない。ただし，相関していることを理論的，実験的に確認し証明する必要はある。

2.4　Real time release testing

連続生産におけるRTRTの実施は，規制上の要求ではないが，最終製品の品質評価のいくつか，あるいはすべてについて実施することが奨励されている。実際にRTRTの対象となる製剤試験として，次のような試験項目が考えられる。

①**最終製品の同定試験**　同設備において生産される他の製品と明確に区別し，同定できることが必要である。方法としては，分光法，画像解析法，質量測定などのうち，ある一つの方法ではなく，複数の方法の組み合わせにより同定することが有効だと考えられる。

②**含量測定・含量均一性試験**　近赤外分光法により有効成分含量の定量が可能である。特に混合[11, 12]や打錠工程[13, 14]におけるモニタリングについて報告例があり，拡散反射測定よりも透過測定が精度良い定量結果を与えることが知られている[9]。近赤外分光法による定量の検量モデルを構築する場合，錠剤の厚み，質量，かさ密度による定量精度への影響を考慮し，よりロバスト性の高いモデルを構築するよう注意する必要がある。また，頻繁なoffline測定による検量モデルのバリデーションとアップデートを行うべきである。しかし，近赤外分光法による低含量製剤の定量精度はあまり高くなく，5〜10 wt% 程度が下限と言える。特にリアルタイムモニタリングに適用する処理速度を重視した分光装置の場合，低含量の定量には注意が必要である。

近赤外分光法の他に，透過ラマン分光法も有効である。ラマン分光器のシステム上，現状ではin-line モニタリングツールとして応用することは難しいが，1 wt% 程度あるいはそれ以下の定量も可能と報告されている[7, 15]。さらに，ラマン分光は結晶多形や非晶質状態の高精度な定量も可能であることから，モニタリングツールとして応用が期待される。

③**その他**　実験計画法などによるプロセスモデルをもって品質評価試験の代わりとする方法も考えられる。その際，モデルの構築は，測定された特性値，プロセスパラメーターを含み，品質に重要な影響を与え得るすべての変量をもってなされるべきである。また，他のRTRTと同じく，対応する製剤試験を実施し，モデルのバリデーションを頻繁に行わなければならない。

2.5　Feedforward control

連続生産においてPAT を運用することの最終的な目標は，先に述べたRTRT と能動的プロセス制御と言える。能動的プロセス制御には，製造物の品質が規格から外れるリスクを低減するために，プロセスをリアルタイムに調整できるシステムが望ましい。このような制御において，あらかじめ決められたプロセス調整は必要でなく，自動化されたFeedforward control によってプロセスの管理，調整が可能である。

Feedforward control とは，工程前の原料（Input），中間品のCAs や環境条件から，次工程における最適なCPP をあらかじめ予測することである。CPP を予測するためには，理想的な製造物（Output）のCQA を得るために考慮すべきすべてのCAs，CPP を決定し，それらの関係を理解しておく必要がある。そしてまた，CQA とCAs に基づいてCPP を導き出すため数学モデルも必要である。このストラテジーは，PAT Framework において述べられた内容と一致しており，理想的なPAT システムとは，feedforward control が可能なシステムであり，それがPAT システム構築の最終目標と言える。

第4章　連続生産実現のための制御・支援技術

　具体的に feedforward control の実用例として，混合後の粉体に含まれる水分量から，造粒に必要な添加水分量を予測することができる。乾燥工程においては，単に水分量をモニタリングするだけでなく，減率乾燥期間における乾燥速度プロファイルから，最適な乾燥温度あるいは乾燥終点を予測し，次工程へスムーズに移行することが可能になる。また，打錠前の顆粒のCAs から最適な錠剤質量や硬度，崩壊時間を有する錠剤を得るための CPP を予測することも feedforward control と言える。これは，CQA を能動的プロセス制御によって管理することになり，能動的 RTRT とも言える。注意することとして，プロセスが目的とする状態を維持できるような制御の許容範囲を決定しておくことが必要である。そのような管理限界は，能動的プロセス制御モデルを構築する際のトレーニングセットの設定範囲，バリデーションにおける制御精度から適切に設定すべきである。

　実際に打錠工程の CPP を予測し最適な錠剤（Output）の CQA を得ることは難しい。その理由として，打錠の CPP と顆粒（Input）の CAs，錠剤の CQA の関係が複雑であること，顆粒の CAs をモニタリングできるツール，センサーが実用化されていないことなどが考えられる。また，ロータリー式打錠機による一連の打錠プロセスは，充填時の下杵変移，予圧，本圧など複雑であり，制御を困難にしていると言える。今現在の研究では，直接打錠や単発式打錠機によるシンプルなシステムにおける feedforward control に関する報告[16, 17]はあるが，今後，実用的なロータリー式打錠機や顆粒の打錠工程への応用が期待される。

　具体的に Feedforward control を実行するには，CPP-CAs-CQA のすべてがリンクされ，その関係を数学的モデルによって計算可能にする必要がある。その一つの方法として，多項式などを用いた非線形最小二乗法により，CPP をモデル化する方法がある。つまり，CPP-CA-CQA のトレーニングセットを用いて，ある CQA に対する $CPP = f(x) = ax + bx^2 + cx^3 + \cdots$，など，あるいはより複雑なモデル式を立て最小二乗法により，係数 a，b，c，$\cdots$を決定し，$x = CA$ を当てはめることで，CPP を予測する方法である。この方法の問題点は，複数の CAs を一つのモデルで表すことができない点である。Singh らは，直接打錠において，粉体の密度から充填量や本圧の圧力を最適化するためのモデルを立てている[16]。またこの方法に Proportional-Integral-Differential（PID）による feedback control を組み合わせることで予測精度を向上させている。このような方法は，ある一定の処方を用いた直接打錠には適用できるかもしれない。しかし，Input CAs が少ないことから，モデルのロバスト性はあまり高くないことが懸念される。

　筆者らは，多変量解析である部分最小自乗回帰法（Partial least squares regression；PLSR）を feedforward control に応用した[9, 17]。PLSR は，重回帰分析，主成分回帰分析と比較して多重共線性を回避できることから，広く用いられている。また，多成分を含む混合粉体試料の近赤外スペクトルのように，多くの吸収ピークが重なりあったスペクトルを用いて回帰分析を行った場合，多波長の吸光度を説明変数として扱える PLSR が有効である。さらに近赤外スペクトルには，化学成分の組成による吸光度変化以外に結晶多形・疑似多形に依存し

145

たピークシフトが見られることがある。PLSRは，そのような近赤外スペクトルから，ある成分の組成などの情報を定量することを目的として用いられることが多い。しかし前述したように，ある成分の組成を定量するということは，その他の情報を捨てていることになる。Feedforward controlでは，より多くのCAsからCPPを予測する必要があることから，近赤外スペクトルを用いたPLSRによるCPPの予測は，ロバスト性に優れた方法と言える。

　実際にInputのCAsからCPPを予測するには，OutputのCQAを設定する必要がある。ここで，PLSR説明変数の多変量性が役に立つ。説明変数にはスペクトルだけを用いる，という思い込みがあるかもしれないが，説明変数にはあらゆる変数を複合的に用いることができる。すなわち説明変数として，Input CAs＋Output CQAを用いることで，CAsとCQA，目的変数であるCPPすべてがリンクし，InputからOutputを得るためのCPPをPLSRで予測可能になる。さらにInput CAsはスペクトルだけでなく，原料の粒度分布，密度など様々な特性値を複合的に適用することができる。打錠工程であれば，それらのCAsと同時に期待するCQA（錠剤質量や厚みなど）を設定し説明変数とすることで，CPP（下杵変移，杵間距離など）の予測を行うことができる。

2.6　まとめ

　本節では，連続生産におけるPATシステムの活用方法について概要をまとめた。PATとは，単にある特性値の変動やプロセスパラメーターをモニタリングし，管理限界内にあることを確認するためだけでなく，工程の理解に役立ててこそ意義があり，連続生産においては，その理解が能動的プロセス制御やRTRTに発展する。そのためには，近赤外分光や他の分光法だけでなく，粉体や顆粒の粒度分布や密度などの特性値をin-line，on-lineで測定できるプローブ，センサーが必要である。さらに，Input CAs，CPP，Output CQAをリンクさせるビッグデータを扱える解析方法，数学モデルの構築と，プロセスを正常に維持するための制御機構，自動化された制御機構の設計が必要である。今後，連続生産を発展させるには，産官学がそれぞれの役割を努めることはもちろん，薬・工・データサイエンスなどの多分野連携が重要な推進力になるだろう。

文　　　献

1)　Guidance for Industry, PAT-A Framework for Innovative Pharmaceutical Development, Manufacturing, and Quality Assurance, FDA（2004）
2)　Pharmaceutical CGMPs for the 21st Century-A Risk-Based Approach, FDA（2004）
3)　Guidance document-Q8(R2) Pharmaceutical Development, FDA（2009）

4) F. Shikata *et al., Drug Develop. and Ind. Pharm.*, **44**(5), 713-722 (2018)

5) F. Shikata *et al., RSC Adv.*, **7**(61), 38307-38317 (2017)

6) M. Otsuka *et al., RSC Adv.*, **4**(34), 17461-17468 (2014)

7) H. Terada *et al., Int. J. Pharm.*, **565**, 325-332 (2019)

8) R. Takeshima *et al., Int. J. Pharm.*, **530**(1), 256-262 (2017)

9) 服部祐介, ぶんせき, **1**, 21-27 (2019)

10) R. Tanaka *et al., J. Pharm. Sci.*, in press

11) Y. Hattori *et al., J. Near Infrared Spectrosc.*, **21**(1), 1-9 (2013)

12) Y. Hattori *et al., Anal. Sci.*, **33**(1), 65-68 (2017)

13) A. D. Karande *et al., Int. J. Pharm.*, **396**(1), 63-74 (2010)

14) M. Ito *et al., J. Pharm. Biomed. Anal.*, **53**(3), 396-402 (2010)

15) J. A. Griffen *et al., J. Pharm. Biomed. Anal.*, **155**, 276-283 (2018)

16) R. Singh *et al., J. Pharm. Innov.*, **10**(3), 233-253 (2015)

17) Y. Hattori *et al., Int. J. Pharm.*, **524**(1), 407-413 (2017)

3 連続生産におけるシステム化のアプローチ

藤沢尚人[*]

3.1 はじめに

　医薬品製造業界においては，発病のメカニズムの解明が進み，治療薬の効果が予測できるようになってきたことや，新薬開発のコストが嵩むことなどもあり，後発品が先発品の効果を上回るということは難しくなっており，各対象疾患に対し，最初にリリースされるということが，販売戦略上，より重要になってきている。さらに，医療費抑制の要請や，ジェネリック医薬品の普及にともなう薬価コントロールなどの傾向からも，より早く，品質を確保し，安定的に供給できるプロセスを開発し，市場に早期投入する必要性が増してきている。もちろん，これまでの医薬品開発の実績による成人病等への対処法の普及や高齢者の増加などにより，より希少疾患や難度の高い病気に対する医薬品が求められていることは，言うまでもない。

　そのような現状において，連続生産の実現は，治験・臨床段階において開発したプロセスが，そのまま，スケールアップ不要で適用できるケースが多く，上市までの期間を短くできる一方，生産量のコントロールが容易であるといった点で，希少疾患等に対応する市場の要求にマッチしている。そして，連続生産を実現するためには，バッチ生産ではなく，フロー生産方式を組み合わせることが一般的な考え方となっている。しかし，医薬品の原薬製造やバイオ医薬品の製造においては，その複雑性から，フロー法での実現は困難に思われてきた。現在では，プロセスの理解や研究も進み，個々のプロセスをフロー法で置き換えることが可能になってきた。残る課題としては，ICH-Q8 に示されている QbD（Quality by Design）アプローチや PAT（Process Analytical Technology）の活用などに示されている製品品質の管理戦略とそれを支えるリアルタイムでの工程状態の監視制御，そして，それらをトータルで実現するための連携制御・管理システムとなる。これらを実現する重要な役割を担うものは，インラインでのリアルタイムモニタリング技術とそれを活用したシステムであると考えている。

3.2 連続生産を可能とするためのインラインリアルタイムモニタリング技術

　連続生産においては，中間製品は連続的に工程間を移動していくため，品質不良の発生をリアルタイムにモニタリングする仕組みがない場合，連続する次の工程への入力の状態が把握できないことによる反応制御への影響や，品質基準に満たない製品を作り続けてしまうことによる製品の大量損失の可能性につながる。高付加価値製品の場合，この損失は，利益や安定供給に直結する問題となる。ICH-Q8 オンライン工程品質モニタリングの仕組みを構築し，それが試験室でのサンプル試験と同等またはそれ以上の確実性を有することを実証できれば，従来の試験室試験データの代替としてオンライン品質データを用いることができ，連続生産に必要な

---

[*] Naoto Fujisawa　横河電機㈱　ライフイノベーション事業本部　市場開拓センター　センター長

第4章 連続生産実現のための制御・支援技術

品質監視制御が可能となる．故に，連続生産を実現するにあたっては，各種合成法の確立やプロセスのエンジニアリングだけではなく，インラインでリアルタイムの検査技術（PAT応用も含む）が欠かせないと考えている．ただし，連続して移動する製品をインラインで測定するためには，従来のセンサに比べ，その応答性の高速化，少量サンプルでの測定を可能とする測定感度の向上，そして反応系に影響を与えないセンサの非侵襲性が重要となる．そして，それらを実現する上では，物理的なセンサデバイスを使った測定と，ソフトセンサーと呼ばれるIoTやAI，ビッグデータ解析などの技術進展に伴う統計モデルを使った推定の使い分け，もしくは，ハイブリッド構成での実現が重要となる．

ソフトセンサーの一例として，石油，石油化学プロセス等の連続プロセスにおいて，以前より多く利用されている原料や製品組成（性状）推定方式を紹介する．多くの場合，性状は他のプロセス量である流量，温度，圧力等の値と関連づけることができる．このプロセス量と性状の関係を統計モデルとしてシステムの内部に構築することにより，プロセス量から関連付けられた性状値を推定する．流量，温度，圧力などのプロセス量はリアルタイムで測定されるため，この測定値を用いて性状を推定計算することにより，リアルタイムで性状推定値が得られる（図1）．

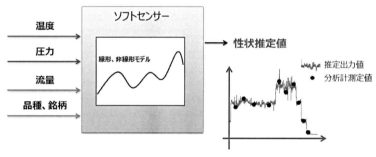

図1　性状推定ソフトセンサー

3.3　バイオ医薬品の連続生産に向けた品質安定化に向けた取組み

バイオ医薬品を代表する抗体医薬品の製造では，バッチ型リアクタによる培養が行われていることが多く，現状，pHや温度，溶存酸素濃度の測定と制御ではインライン計測が実用化されている．しかし，細胞の高密度化と生産性の維持を両立させるには，これらの測定に加え，細胞の濃度や細胞状態の測定が必要で，この部分についてはインライン計測が難しくサンプリングによるオフライン分析が用いられてきた．分析をサンプリングで行った場合，培養液や細胞を減らしてしまうため測定の頻度を上げることが難しく，またサンプリング行為そのものが，雑菌などの混入リスクを高めてしまうという課題があった．

医薬品製造におけるインライン品質監視では，高速の応答性を有し，また光ファイバが使用可能で非侵襲性であることから，NIR（Near-Infrared；近赤外分光分析装置）の技術が，特

に適している。インライン NIR は連続生産方式の石油精製や石油化学においても，ガソリンのオクタン価測定，化成品原材料の品質検査，反応監視，出荷品質監視等に多く利用されている。

横河電機では，バイオ医薬品の培養工程において，この NIR の技術を応用し，細胞の代謝を継続的に計測し，それに適した栄養成分の流加を行うことで，より高効率で安定した生産が実現できるのではないか？という仮説に基づく開発・研究を行った。具体的には，細胞の活性度の評価推定につながると思われるグルコース濃度／乳酸濃度を，近赤外分光分析法で計測し，さらに細胞密度をインピーダンス計測で測定，これらをもとに細胞の代謝状態と増殖状態（あわせて細胞状態と呼ぶ）をソフトセンサーの出力値として計算，グルコース消費量の予測計算を行い，増殖により変化する細胞密度の変化に応じた必要量のグルコースを自動的に流加するというものである。

この仮説の検証に必要な開発要素は主として3つあった。①グルコース濃度／乳酸濃度の測定精度の向上，②生細胞密度の測定におけるインピーダンス計測法の細胞密度変化の影響の排除，そして③細胞状態の推定を行う統計モデル開発，である。

グルコース濃度，乳酸濃度を NIR で測定するにあたっての課題は，(a)細胞密度の増加により光散乱による透過光強度が減少してしまうこと，(b)培養液中の対象成分濃度の薄さ，(c)培養液中には，類似の分子構造をもつ成分が多数含まれていること，の3つの点である。(a)，(b)の2つの課題については，センサのS/N比を向上させることで対応し，(c)についてはNIRの目的成分に対する選択性と応答性に考慮した検量線を作成することで対応した。

一方，生細胞密度測定におけるインピーダンス法では，細胞膜と細胞質を電気的にコンデンサとして扱い，キャパシタンス成分を測定することで，生細胞数に変換している。しかし，細胞密度がピークに到達し，培養液中に死細胞が増えてくると，キャパシタンス成分と生細胞数の比例関係が崩れてしまう。その結果，培養プロセス期間中の測定には適さない部分があった。この課題に対しては，培養の段階によって異なる検量線を自動的に使い分けることで対応した。図2は，生細胞密度の測定方法として一般的に普及しているトリパンブルー染色法と一般的な

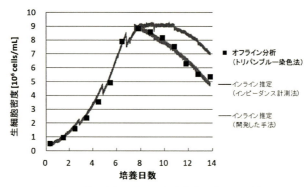

図2 測定手法の異なる細胞密度測定値の比較

第4章 連続生産実現のための制御・支援技術

インピーダンス計測法，そして，今回開発した手法との比較結果である。

そして，細胞状態の推定を行う統計モデルの構築では，培養液中のグルコース濃度，流加するグルコース溶液の流加速度や濃度，生細胞の密度や，過剰なグルコース濃度による細胞に毒性がある代謝産物である乳酸の過剰蓄積の抑制などを考慮し，また，モデルに基づく予測が実際の培養と整合するように修正を行った。

オンライン計測によって求めた細胞状態に応じ，変化するグルコース消費量をモデルにより予測し，流加速度のコントロールを実現するシステムを開発した。実際のグルコース濃度制御のデータを図3に示す。このシステムで細胞の培養をコントロールすることにより，細胞の増殖率，生存率，そして，目的となる抗体成分の増加を認めることができた（図4）。

現時点において，バイオ医薬品製造における連続化システム開発の方法としては，細胞の高密度状態の維持と代謝物回収を連続で行う灌流培養と抜き取った溶液からの抗体成分精製の組

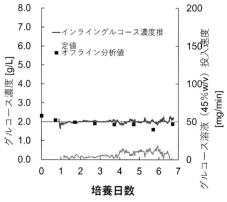

図3　グルコース濃度制御実施結果例

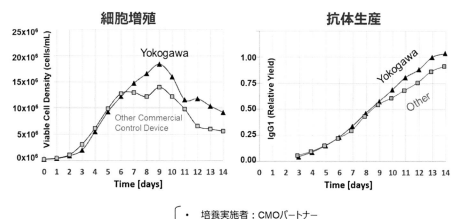

図4　グルコース濃度の自動制御を行った際の培養結果例

固形製剤とバイオ原薬の連続生産

み合わせが主流となっている。今回のシステムでは，バッチリアクタにおけるインラインセンシングの応用を示し，高密度状態の維持に必要なグルコース量の制御を示したが，この技術の応用や糖鎖成分の解析システムとの連携によるモデルの作成を行うことで，灌流培養においても，生産性向上や品質の安定化に貢献できると考えている。

3.4 ペプチド合成における品質監視制御に対する取組み

　続いてペプチド医薬に関する取組みについて説明する。特殊ペプチド医薬品は，低分子医薬品の利点である化学合成による製造が可能であること，経口投与が可能であること，細胞内標的を狙えること等の特徴と，抗体医薬の利点である特異性が高いこと，副作用が少ない等，低分子医薬品と抗体医薬品の利点を併せ持つことから抗体医薬に次ぐ次世代医薬品として近年注目を浴びている。しかし生産技術として有効な特殊ペプチド化学合成技術はまだ確立されていない。その主な理由は，既存法であるペプチド固相合成法は原理的に品質管理が難しいこと，大量の溶媒を要すること，精製が困難であること等により高コストなためである。

　これらの問題点を解決する次世代法として，マイクロフロー合成法を代表とする液相フロー化学合成の研究開発が近年進展してきている。しかし実際に液相フロー化学合成法を生産技術として実用化するためには，多段反応となるペプチド化学合成反応，主として複数回存在するアミド化反応の最適反応条件の設計と，それを反映した製造装置の開発が必要であると考えられる。

　特殊ペプチド原薬の生産技術を確立するためには，複数回存在するアミド化反応の1つ1つに対してアミド結合がどのくらい生成されたかを検証する必要がある。しかしジペプチド化学合成反応を除いて，原料となるペプチドの中にもアミド結合は含まれている。従ってアミド化反応をモニタリングするためには，当該反応において生成したアミド結合と原料に含まれるアミド結合を切り分けて計測する必要がある。そこで我々はNIRによる計測方法（以下NIR法）に着目した。

　NIR法における化学結合の分子振動吸収は，同じ種類の化学結合であってもその原子に結合している化学構造の差分，つまり計測対象とする化学構造の周辺に存在する構造の重さの影響を受けやすい。この特徴を利用して，同じアミド結合であっても原料ペプチドに含まれるアミド結合と，当該反応により新しく合成されたアミド結合では，結合している化学構造が異なるため，NIR法では区別できる可能性が考えられた。そこで我々は，原料中に含まれるアミド結合と新しく化学合成されたアミド結合を切り分けて計測できることを確認するために，図5のようなモデルペプチドと，そのモデル分子を活用したペプチド合成反応モデルを設計しNIRによるアミド化反応モニタリングの原理を確認する実験を行った。

152

第4章　連続生産実現のための制御・支援技術

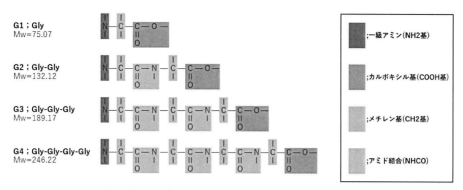

図5(a)　原理確認実験に用いた試料の化学構造式と官能基

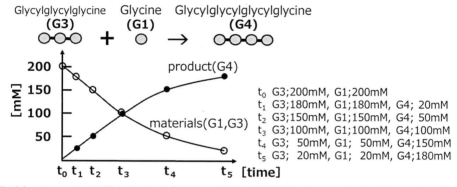

図5(b)　Glycineにより構成されるペプチドおよびアミノ酸を原料としたペプチド合成反応モデル概念図

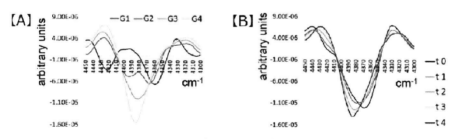

図6　NIR吸収スペクトル（2次微分）
【A】各モデルペプチド，【B】原理確認実験結果

　その結果，生成ペプチド（G4）の量に対し正の相関を示すNIRスペクトル・ピークを確認した（図6）。また種々の解析実験により，正の相関を示したスペクトル・ピークがアミド結合の分子振動に由来する可能性が高いことが分かった。
　NIR法によりアミド化反応のモニタリングが可能になれば，フロー化学合成系においては図7に示すように光学プローブをその反応経路上に並べることで時間経過に伴う反応状態の変化をモニタリングできるようになる。従って最適反応条件決定のための実験数を削減することが

153

可能と考えられる。更に本技術は最適反応条件決定だけでなく実際の生産プロセスにおいても，最適位置に光学プローブを配置することで安定的に生産ができているかをモニタリングすることが可能と考える。今後は，これらの新しい化学合成技術，モニタリング技術に加えて弊社が従来から提供してきた計測・制御システムの技術を活用し，アミノ酸1残基を伸長させるために必要な化学合成，精製等の単位工程を全て組み込んだ装置を1ユニットとするユニット連続フロー型ペプチド化学合成システムの開発を進める。

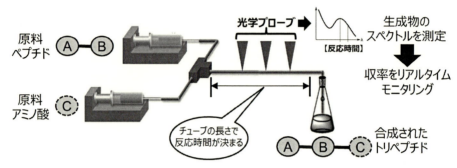

図7　マイクロフロー合成における NIR センサの活用

3.5　実生産へと繋げる連続生産システムに対する取組み

　前述のとおり，連続生産の実現に向けて，個別の合成方法や，インライン測定の技術についての進展は進んでいる。が，一方，製薬企業からの視点でいえば，原料の変更や生産品目の変更に応じて，必要な反応や順番などが異なることから，いくら省スペースでの実現が可能とはいえ，多品種少量生産を実現するためには，これらの変更に応じて，生産ユニットの種類や配置を変更して，製造ラインを再構成するといった必要が生じるケースもある。そのための取組みとして，装置の再構成と配管の繋ぎ変えが容易にできるモジュール型製造設備「iFactory」の開発に参加している。横河電機では，この取組みの中においては，プラグ&プレイでの製造が安定して実現するため下記の項目に取り組んでいる。

・連続無人運転を実現し，稼働安定性を確保する二重化された制御システム
・防爆エリア内の安全性を確保する防爆構造の実現
・Cube 組換え時のシステム再構築作業レスの実現
・Cube 組換え時のバリデーション作業の最小化を実現する制御・製造管理システムの実現
・エネルギー管理システムと設備最適制御による省エネの実現

第4章 連続生産実現のための制御・支援技術

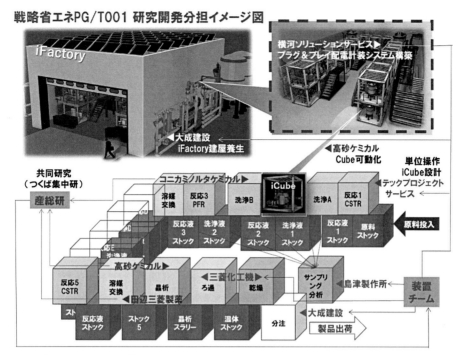

図8 「再構成可能なモジュール型単位操作の相互接続に基づいた医薬品製造用 iFactory（アイファクトリー）の開発」各社担当範囲

3.6 おわりに

製剤プロセスの連続プロセス化は，ここ数年の研究成果により各種合成方法の確立や，一部工程の連続フロー化などが実現されてきているものの，原料から製品までを一貫して生産するにあたっては，まだ調整タンクや，サンプリング測定を入れる形での実現にとどまっている。

横河電機は，Co-innovating tomorrow のコーポレート・ブランド・スローガンのもと，さまざまなお客様やパートナーと長期にわたって協力関係を築き，その成長をご支援するとともに，持続可能な未来を実現し，明日をひらく新たな価値の創出への取組みを進めている。

具体的には，今回紹介したインライン測定の技術向上や，連続生産設備のシステム化以外でも，その制御方法や，生産管理の手法，またライブセルモニタリング技術の応用などの各分野にわたって，研究・開発を進め，連続生産の実現に貢献していきたい。

文　　献

1) 生田目哲志ほか，横河技報，**60**(2)，p.95（2017）
2) 伊東篤史ほか，近赤外分光法によるペプチド化学合成反応インラインモニタリング技術の開発，第34回近赤外フォーラム発表資料（2018）
3) 小西優ほか，製薬プロセス連続生産化へのアプローチ，ファームテックジャパン（2017）

4　連続生産の開発から商用生産に向けたアプローチと事例

池谷勝俊[*]

4.1　はじめに～原薬連続生産における課題

　従来バッチ製造を主流としていた原薬製造や化成品製造において連続生産への取り組みが活発になっているが,残念ながら商業化にまで漕ぎ着けたという事例はさほど多くは聞かれない。イニシャル／ランニングコストの低減や省エネルギー,廃棄物の削減,省人化など,様々な連続生産のメリットを求め,多くの大学や研究機関において基礎研究がなされ,企業においても自社製品の連続プロセス開発に取り組んでいるにも関わらず,なぜ実装が進まないのか。理由はいろいろあると思うが,そのうちの一つにラボから商業設備に至る一連のプロセス開発においてエンジニアリング視点での技術検討が不足している点が挙げられる。

　これには次のような問題が関わっているものと推察される。

・開発者がラボテストを繰り返し,ようやく連続プロセス確立の目途が立っても商業設備をどのように設計すればよいかわからない。

・どんなデータを取れば商業設備の設計ができるのかがわからない。

・商業設備を設計しようとしても必要なデータが足りない。

・開発者がそもそもどんな商業設備になるかイメージできていない。

・開発されたプロセスを実現する術がない（既存の技術や装置では実現できない）。

　このような開発から商業設備に至る一連のプロセス開発における課題を解決し,スムーズに開発を進めることを目的として,"R&D エンジニアリング"という手法を提唱している。

4.2　"R&D エンジニアリング"とは

　"R&D エンジニアリング"は,東洋エンジニアリング㈱／テックプロジェクトサービス㈱が自社プロセスの開発や顧客のプロセス開発に対し,各種プラントエンジニアリングを遂行し培ってきた技術・知識・経験を元に支援する様々なエンジニアリングサービスの総称である。

　様々な業種・業界の企業が開発した,または開発しつつある新技術で,その企業が商業規模で工業化しようとするとき,エンジニアリング会社の保有する技術・経験・ノウハウを提供してエンジニアリング（技術開発,設計）を代行し,成果物として設計図書（基本設計仕様書,検討書など）を提供する。

　新工場や新製造ラインの構築までの道のりは,研究・開発,ベンチテスト,商業化検討 (FS),基本計画,基本設計,詳細設計・調達・工事,試運転,運転というように進展するが,これはどのような業界や工場であっても基本的には同じである。"R&D エンジニアリング"では,特に研究・開発から基本設計のステージまでが対象となることが多く,図1のようなステップで

---

[*]　Masatoshi Ikeya　テックプロジェクトサービス㈱　プロジェクト統括本部
　　　医薬ファインプロジェクト部　副部長

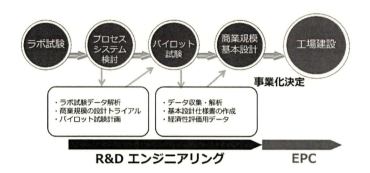

図1　ラボから商業化へのステップと"R&Dエンジニアリング"の位置づけ

進められる。

"R&Dエンジニアリング"の具体的なアプローチは次項で説明するが，"R&Dエンジニアリング"の支援を受けた企業は次のようなメリットを享受できる。
・開発から製造への確実な技術移転ができる。
・商業化までの開発期間を短縮できる。
・最適設計により投資額が低減できる。
・技術リスクを低減できる。

4.3　"R&Dエンジニアリング"のアプローチ

"R&Dエンジニアリング"は，図2のようなアプローチで遂行される。開発企業のラボやパイロットプラントでの試験結果／実験データを解析する一方，エンジニアリング会社の多様なプロセスノウハウと，各種エキスパートの技術，装置ベンダーのノウハウを取り入れて設計トライアルを行う。また，必要に応じてラボ実験やパイロット試験の追加作業を促して新たなデータを収集する。これらのデータ，情報を元に設計トライアルを繰り返して設計を最適化し，一方で設計結果のリスク解析を行いながら，商業設備の基本設計を完成させる。

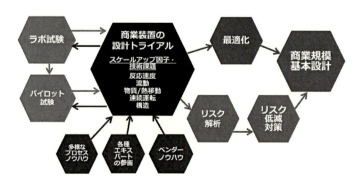

図2　"R&Dエンジニアリング"のアプローチ

第4章　連続生産実現のための制御・支援技術

例えば，反応装置のスケールアップにおいては，商業設備の設計において特に重要な以下の設計因子を確立することに注力する。
・反応速度
・装置内流動
・物質／熱移動
・連続運転性
・装置構造
　ラボ試験の段階から商業設備をイメージしてパイロット試験設備の計画や商業設備のトライアル設計を行い，ラボやパイロット試験において必要なデータを収集して，商業設備の設計因子を確立することで，最適な設計結果を得ることができる。

4.4　"R&D エンジニアリング"の実施事例

　東洋エンジニアリングは，様々な反応器の設計実績（表1）および自社プロセスのスケールアップ実績（表2）を有している。"R&D エンジニアリング"は，元々東洋エンジニアリングの自社プロセスの開発や商業化を行った際の経験と実績が原点となっている。このうち，尿素プロセス（ACES21®）のスケールアップ事例における反応器の開発を例にとり，そのアプローチについて説明する。

表1　東洋エンジニアリングにおける反応器の設計実績

反応様式／反応器形式	気相	液相	気-固	液-固	気-液	気-液-固
固定層			●	●		●
流動層			●	●		●
撹拌槽		●		●	●	●
気泡塔					●	●
(多)管型	●		●		●	
塔型		●				●

（注）● ：設計実績あり
　　　固 ：触媒／充填物

4.4.1　尿素プロセス（ACES21®）のスケールアップ事例

　尿素はアンモニアと二酸化炭素を原料に製造される。尿素製造プロセスの特徴として，大きな発熱を伴う高圧反応であること，取り扱い流体の腐食性が高いこと，などが挙げられる。東洋エンジニアリングは，自社プロセスによる100以上の尿素製造プラントの建設実績を有して

表2　東洋エンジニアリング自社プロセスのスケールアップ実績

プロセス名	テスト装置	スケールアップ倍率	商業装置
尿素プロセス（ACES）	5 t/d	320	1,600 t/d
尿素プロセス（大粒造粒）	20 t/d	24	470 t/d
尿素プロセス（新大粒造粒）	20 t/d	60	1,200 t/d
尿素プロセス（ACES21®）	20 t/d	123	2,460 t/d
メタノール合成プロセス（MRF）	50 t/d	7.4	370 t/d
燃料用DMEプロセス	6.5 t/y	1,540	10,000 t/y
ポリスチレンプロセス（HIPS）	10 kg/h	375	3,750 kg/h
重質油分解プロセス（HSC）	150 kg/h	618	92,750 kg/h
排煙脱硫プロセス（S-Magyp）	3,000 Nm³/h	33	100,000 x 2 Nm³/h

おり，プロセス性能の向上，コストダウン，運転性の向上といった顧客ニーズに応えるため，精力的にプロセス改良を行ってきた。

　ここでは，最新の尿素製造プロセスであるACES21®のスケールアップ事例を取り上げる。日産20トンのパイロット装置から，123倍にスケールアップした商業装置の開発であり，このスケールアップにおける最大のポイントとしては，新型合成装置VSCC（Vertical Submerged type Carbamate Condenser）の開発が挙げられる。このVSCCの構造は，冷却管を内部に有する多段の気泡塔型反応器である（図3）。この気泡塔型反応器のスケールアップにあたっては，パイロット設備の運転データに基づいて反応速度式を構築し，数値解析技術によって物質・熱移動現象をモデル化した上で反応器およびプロセス全体の最適化を図った。これには各種分野のエキスパートが参画し設計を行ったが，図4のようにVSCC内の流動状

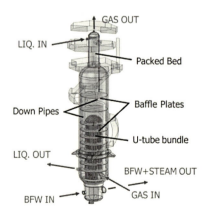

図3　VSCCの三次元モデル

第4章　連続生産実現のための制御・支援技術

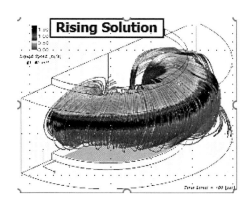

図4　VSCC内部の流動解析モデル

態や気液接触状態を流動解析によって視覚化・数値化することにより反応器の最適設計を行っている。

4.4.2　バッチプロセスから連続プロセスへの開発

表3は東洋エンジニアリングの石油・石油化学分野の"R&Dエンジニアリング"の実績である。この中から，バッチプロセスから連続プロセスへと転換した事例について説明する。

この事例は，エンジニアリングプラスチック原料の製造プロセスの開発事例であり，年産1,000 tのバッチプロセスを年産3,000 tの連続プロセスへと変更した。このようなバッチ反応の商業規模化にあたっては，攪拌槽型反応器を多段につなげたCSTR（Continuous Stirred Tank Reactor）とするのが一般的であるが，"R&Dエンジニアリング"による反応器タイプの最適化を行うことで，気泡塔反応器を採用するものとした（図5）。この事例では，通常であれ

表3　石油・石油化学分野における"R&Dエンジニアリング"の実績

プロセス名	テスト装置	スケールアップ倍率	商業装置
特殊化学プロセス	5 kg/h	126	630 kg/h
ガス化学プロセス	2 Nm^3/h	2,500	5,000 Nm^3/h
芳香族プロセス	1 kg/h	15,000	15,000 kg/h
石油精製プロセス	15 kg/h	100	1,500 kg/h
石油化学プロセス（バッチ→連続）	1,000 t/y	3	3,000 t/y
ガス化学プロセス	25 t/y	40	1,000 t/y
ガス化学プロセス	1 t/d	135	135 t/d
ガスプロセス	30 Nm^3/h	900	27,000 Nm^3/h
石油化学プロセス	0.1 t/y	10,800	1,080 t/y
特殊化学プロセス	40 t/y	100	4,000 t/y
石油化学プロセス	1.5 kg/h	6,700	10,100 kg/h
石油化学プロセス	45,000 t/y	2.4	108,000 t/y
化学プロセス（繊維関連）	9.1 m^2/min.	10	87 m^2/min.

ばラボ試験からベンチ装置の設計・試験を経由して基本設計へと展開するため非常に時間がかかるところを，ラボ試験の後にベンチ装置の設計・試験と商業規模の基本設計を同時並行させ，ベンチ試験の結果は基本設計後の詳細設計にフィードバックさせることで開発期間の大幅な短縮を図ることができた。

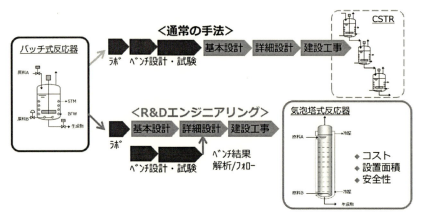

図5　バッチから連続プラントへの開発アプローチ

4.5　原薬連続生産における"R&D エンジニアリング"の実施例

"R&D エンジニアリング"の適用範囲は，石油・化学プラントのような大型のプロセスや設備に限ったことではない。東洋エンジニアリング㈱／テックプロジェクトサービス㈱における様々な業界での実績を元に，原薬連続製造やバイオ医薬品製造にも応用展開している（表4）。ここでは原薬連続生産における"R&D エンジニアリング"の適用例を紹介する。

4.5.1　プロセス開発支援

4.1項でも述べたが，医薬品製造業界では従来からバッチ製造が主流であり，プロセスプラントのような連続プロセスの構築事例はごく限られている。そのため，ラボからベンチ／商業機へとプロセスを展開するにあたり，ラボスケールでの知見を商業規模でどのように実現できるのか，またスケールアップにあたって本当に必要なデータがそろっているのか，といったエンジニアリング上のノウハウが不足しているために生じる課題が挙げられる。このような課題に対し，"R&D エンジニアリング"では以下のようなアプローチを取っている。

開発者側に対しては，実際にベンチ機や商業規模の装置の開発・設計に際し必要なデータとは何かを提示する。この際，それまでに得られているラボデータから，実際にどのような装置／設備になりそうかをイメージし，それら装置／設備の開発・設計のために必要なデータの取得をお願いする。得られたデータを分析・解析し，その結果次第では追加のデータ取得やパラメータを変更した実験を実施いただくようお願いすることもある。このようにして得られたデータを元に，ラボレベルでのプロセス条件および物質・熱収支を検討し，ベンチ機や商業規模の設備設計のための基本要件を固めていく。

第4章　連続生産実現のための制御・支援技術

表4　医薬・ファインケミカル分野における"R&D エンジニアリング"の実績

プロセス名	装置の規模		
	テスト装置	スケールアップ倍率	商業装置
石油化学プロセス	1.5 t/y	200	300 t/y
石油化学プロセス	1.3 t/y	200	260 t/y
石油化学プロセス	50 kg/d	20	1,000 kg/d
バイオプロセス	10 t/y	14	140 t/y
医薬プロセス	90 L	11	1m³オートクレーブ
特殊化学プロセス	参考プラント	(フロー構築から)	190 kg/h
石油化学プロセス	試験設備	(フロー構築から)	20kg/h パイロット
医薬プロセス	ビーカスケール(バッチ)	(フロー構築から)	小型連続装置

　一方，施設・設備設計者側に対しては，できるだけ早いタイミングで商業装置のイメージを具体的なプロセスフローダイヤグラム（PFD）に表すと共に，そのスケールアップや商業化における技術課題を提示する。そもそも連続生産の構築経験が乏しく，具体的にどのように設備設計をすればよいのか，また設計した結果がそれで本当に開発者側の要求を満足できるのか判断することが難しく，また石油・化学プラントと違い，化合物自身が複雑で，多様／多数の反応を続けたり，過酷な運転条件とすることができなかったり，といった設備設計上の課題もある。加えて製品の付加価値が高いために失敗が許されないというプレッシャーもある。開発初期に商業装置をイメージ化することは，このような設備設計者側の不安を取り除くのに有用であり，到達目標を見据えた設計検討が可能となる。また抽出された技術課題については，化学工学の知見や多くの実績を元にした"R&D エンジニアリング"によって論理的に検証していく。

4.5.2　原薬連続反応設備の構築事例

　表4最下段は，原薬連続反応設備を構築した事例である。この事例では，ラボテストの結果を受けて，商業規模の設備を設計，建設している。

　商業機の設計にあたっては，顧客の開発者の頭の中にある設備イメージを引き出しながらプロセスフローダイヤグラムを構築した後，具体的な個々の装置設計を行った。しかしながら，石油・化学プラントとは異なり設備が極めて小型となることから，以下のような課題が顕在化した。

・系全体が小容量であり，流量や圧力，温度が内部変化や外乱に対し敏感である。

・危険物を取り扱うため電気品はすべて防爆となり，機器・計装品・電気品が大型になり干渉が生じる。

・使用条件が厳しい上に，装置が小型すぎて機器の選定ができない／耐久性がない。

　これらの中には，実際に運転してみて初めて認識されたような課題も含まれている。

　実績が少ないがゆえに，要求に見合った機器や計器がない／品ぞろえが少ないことは現状の課題であるといえるが，何らかの工夫を施さなければ商業設備が成り立たない。顧客も含めた大勢のエキスパートが知恵を出し合うことでこれらの課題を克服し，商業設備として成立させ

なければならない。

上記の課題に対し"R&D エンジニアリング"では，機器や計器に合わせたプロセス設計の見直しを行い，3D モデルによる空間調整や機器の新規設計，機器や計器の調査，必要に応じ顧客によるテストを実施することで，課題を一つ一つつぶして設備を構築した。

4.6 おわりに

"R&D エンジニアリング"は，プロセス開発のノウハウと，エンジニアリングのノウハウ，さらには個々の装置 Vendor のノウハウを融合させて商業設備を実現させることがその本質である。バッチ製造から連続製造へと転換することによってもたらされる多くのメリットから，様々な企業，機関が開発に取り組んでいる一方，実装に向けたハードルは高く，数も多いことから，世の中に広く普及していくにはまだまだ時間がかかりそうである。しかしながら，連続製造への関心が高まることで，各所で活発な議論がなされ，装置メーカーにおける装置開発なども徐々に進み始めており，連続製造の流れは加速していくであろう。

このような中，個々の企業においては，新プロセスの開発に悩んでいたり，プロセス開発後の商業化への展開に困っていたり，というところも少なくないように見受けられる。そのような場合に"R&D エンジニアリング"のアプローチをとることで，現状の問題点を把握／分析して次のステップへの足掛かりを得ることができ，連続生産の実装に向かって大きく前進することができるものと考える。

日本国内においては，2018 年 5 月に国立研究開発法人　新エネルギー・産業技術総合開発機構（NEDO）の平成 30 年度「戦略的省エネルギー技術革新プログラム／テーマ設定型事業者連携スキーム」に「モジュール型製造装置を連結したコンビニサイズの連続生産設備「iFactory」（図 6）の開発」が採択され，連続生産設備の実装化開発が始まっている。本プログラムにおいても，製造プロセスにおける単位プロセスの開発にあたっては"R&D エンジニアリング"のアプローチを適用し開発を進めている。

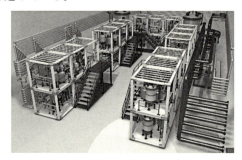

図6　iFactory イメージ[1]

文　　献

1) 画像提供：㈱iFactory

第5章　連続生産への様々な取り組み

1　医薬品の連続生産プロセスの構築

阪本光男[*]

1.1　はじめに

医薬品産業以外の石油化学，高分子，食品などの他産業では，連続生産は製品を大量に低コストで生産する技術として従来から活用されてきている。しかしながら，医薬品では，バッチ生産が主流であった[1]。

近年，医薬品製造において，連続生産技術に注目が集まっている。これまではバッチ製造が中心であったが，*PAT*（*Process Analytical Technology*）の登場などを受けて連続生産の可能性が高まっている[2]。

海外では，最近，固形製剤の製造工程を連続化し製造された医薬品がいくつか承認された。2015年には，囊胞性線維症治療薬 *Orkambi*（*Vertex Pharmaceuticals* 社）が新薬として，2016年には *HIV* 治療薬 *Prezista*（*Janssen Therapeuics* 社）がバッチ製造から連続製造の切り替え（既存品の一変申請）として米国食品医薬局（*FDA*）に承認された。

規制当局も連続生産に前向きな姿勢を示している。日本においても議論が活発になっていることから，国内でも近いうちに連続製造された医薬品の承認申請の動きがあることが予想される[3]。そして，国内初の連続生産による製品［ベージニオ錠（日本イーライ・リリー）］が承認（2018年9月）された[4]。

1.2　連続生産の特徴と課題

1.2.1　バッチ生産

バッチ生産方式では，原料を工程の最初に装置の中に全量仕込み，そして，一定時間の工程操作の後に，全量を取り出してコンテナに収缶して中間品とする。前の操作が終了した後，その中間製品を次工程へ送り，次工程で必要な添加剤を全量加えて次工程を開始し，工程終了後にコンテナに収缶して中間製品とする操作を最終工程まで行う生産方式である。中間製品は，その工程が終了した時点で一部をサンプリングして中間製品検査を行い，判定基準に適合していれば次工程に移行する[5]。

1.2.2　連続生産

連続生産方式では，原料を連続的に装置に投入し，投入した原料と同量の生成物を連続的に取り出す操作である。前工程の中間製品は前工程が動いている間，次工程の原料として連続的

---

[*] Mitsuo Sakamoto　秋山錠剤㈱　品質保証部　製剤開発課　顧問

に供給されている。次工程では，前工程の中間製品を受け入れ始めるとその工程を開始し，必要な原材料を一定量添加しながら前工程の中間製品の供給が終了するまで運転を継続する。中間製品の品質は工程内においてリアルタイムで検査され，検査値が判定基準を満たすように製造条件を制御しながら運転を行う必要がある[5]。

1.2.3 連続生産のメリット[3,5]

連続生産のメリットとしては，商用生産に際し，スケールアップの検討が不要か，または，比較的容易である。それによって，研究開発が効率化され，また，需要に応じたフレキシブルな生産が可能である。さらに，工場における装置の設置面積や製造室数が少なくて済むことから経済的・時間的なコスト削減や効率化が可能となる[3]。

連続生産方式では，その生産量をバッチ方式のように生産スケールで調整するのではなく，製造時間で調整することが可能な生産方式であることから，小スケールから商用スケールに至るまで究極的には同一の装置で製造することができる。したがって，スケールが変わらないことからスケールアップ検討が不要となる。

医薬品の開発が進み商用化の可能性が高まった場合，工場で生産する準備を開始することになるが，その際に研究段階で積み重ねた技術やノウハウを工場に移転（技術移転）する。具体的には，設計された品質の医薬品が工場の設備でも確実に製造できるように，工場設備へのスケールアップの検討，製造条件の最適化，作業員への製造手順の教育などを行っていく。バッチ生産方式では，設備のサイズが研究用と異なることなどから，製造条件や蓄積したノウハウが十分に活用できない場合があり，商用設備で製造した場合に予期せぬトラブルに遭遇することがしばしばある。一方，連続生産方式を採用した場合，研究所と工場の設備が同じであれば，基本的に同じ製造条件で製造すれば同じ品質のものがえられる。したがって，研究段階で得たノウハウがそのまま活用できることから，予期せぬトラブルも起こり難いと考えられる[5]。

1.2.4 連続生産の課題[5]

バッチ方式に比べて複数のメリットを有する連続生産方式であるが，医薬品の製造に際しては，いくつかの課題がある。連続生産方式を採用するためには，設備投資が必要である。バッチ生産から切り替えるのに必要な投資とそのコスト削減額の費用対効果を検証し，連続生産適用の可否を判断していく必要がある。

また，医薬品を製造するには様々な薬事的な制約をクリアしなければならない。そのうち大きな関心事の1つに連続生産のロットサイズをどのように規定するかがある。医薬品の製造はバリデートされた範囲内で行う必要があり，ロットサイズも同様である。連続生産のメリットの1つとしては，需要に対してフレキシブルに対応できることである。これは連続生産におけるロットサイズをフレキシブルに変更可能であることが前提である。連続生産においてロットサイズを変更するには，ロットサイズをどのようにバリデートする必要があるか，現行のバッチ生産を前提としたレギュレーションの範囲内で対応可能なのかを明確にしていかなければならない。

第5章　連続生産への様々な取り組み

　日本製薬工業会では,品質委員会の製剤研究部会において連続生産プロジェクトを立ち上げ,
連続生産を適用する上で想定される技術的および薬事的な課題をまとめる作業を行っている。
PMDA（医薬品医療機器総合機構）は,連続生産を適用する場合の薬事的な課題に対して企業
とのコミュニケーションを開始しており,産官学による業界全体で解決策を見つけていく取り
組みがなされている。また,2018年のICH（日米EU医薬品規制調和国際会議）でトピック化
が提案されるなど,今後の議論の推移に注視していく必要がある。連続生産のメリットと課題
を表1にまとめた。

表1　連続生産のメリットと課題

メリット	課題
・スケールアップが不要 ・研究開発の効率化 ・開発時の原薬節約 ・フレキシブルな生産（在庫回避） ・リアルタイムモニタリングによる品質管理 ・少人数で製造可能 ・ヒューマンエラーの減少 ・省スペース・省エネルギー	・初期投資（費用対効果） ・汎用性 ・申請の経験 ・工程理解とPATの確立 ・管理戦略 ・トラブル発生時の対応

本表は,田原耕平,*PHARM TECH JAPAN*,**33**(2),9-13（2017）の
表1　医薬品製造における連続生産の利点と課題（10P）を基に作成した。

　松田[6]は,連続生産を導入するについて,検討しなければならない課題について記述してい
る。その1つは,ロットの考え方で,ロットの本来の定義は,製造方法の違いによるものでは
ないので,従来のバッチ生産と連続生産で変わることはない。ただし,従来のバッチ生産では,
製造プロセスが稼働している期間中,連続的に原料が製造工程内に供給され続けることはない
ことから,通常,1ロットは製造の仕込み量で規定される。一方,連続生産の場合は,原料が
連続的供給され,また,連続的に生産品が取出される状況にあることから,1ロットの単位を
いかに定めるかについては,議論が必要になる。

　1ロットを製造時間単位で定めることも選択の一つとして考えられるが,連続生産のメリッ
トとしての需要に応じた製造スケールアップ,または,スケールダウンが可能であることを考
慮すると,同一ロット単位でも,6時間稼働したときのロットと12時間稼働したときのロット
があり得るということになる。この場合に考えなければならないことは,ロット内で品質に違
いがないこと,すなわち製造時間に依存することなく常に均一な生産品が製造できていること
をどのように保証するかということになる。

　2つ目の課題はプロセスバリデーション（PV）である。通常は,承認までに実生産規模での
3ロットでのPVデータを取ることが求められている。連続生産に関しては,この実生産規模
をどのようにとらえるかが論点になる。ロットを製造時間で考えたとき,実生産時の最長製造
時間で製造した場合の3ロットのデータを必ず取らなければならないかといったことが気掛か

りとなる。例えば，1週間連続して製造した場合，1週間連続して製造したロットを3ロットのデータを取る必要があるかといったところを明確にしておく必要がある。また，ロットの単位が影響する事項として，安定性試験時のロットの考え方である。この場合は，製造時間の違いと経時的変化の違いの関係をどのように説明するかについて，予め考えておく必要がある。

1.3　連続生産への取り組みの現状

　連続生産は，製造プロセスが稼働している期間中，連続的に原料，または，混合物が製造工程内に供給され，生産物が継続的に取り出される生産方法である。

　連続生産の方式には，原料投入から最終製品を取り出すまでのすべての工程を連続化したケースから，一部の製造工程のみを連続化したケースなど様々ではあるが，製造プロセスのはじめに原料，または混合物を製造工程内に供給し，一つの工程が終了する毎にすべての生産物を取り出し，次の工程に進んでいく従来のバッチ生産とは，製造プロセスの連続性という観点から異なっている。連続生産では，プロセスを連続的に稼働させることで，期待する品質を有する製品を必要な量，必要な時期に製造できる[6]。

　国内では，連続造粒装置を2014年に，フロイント産業が *Granuformer®*（グラニュフォーマー）をパウレックでは，*CTS-MiGRA SYSTEM*（ミグラシステム）を発売した。そして，2016年には，ダルトンから *DOME-EX COMBI*（連続造粒システム）と *DG-Dryer*（連続式気流乾燥機）が開発された。

　その後，製剤機械メーカ各社は，フロイント産業では，造粒から打錠まで連続化したシステム[7]をダルトンが原料混合から錠剤を連続的に生産するシステム，ただし，原料混合では，含量均一性を維持するためにバッチ連続タイプを採用している[8]。パウレックでは，原料混合から打錠，コーティングまでの連続生産システムを開発した。ただし，乾燥およびコーティング工程は，バッチ連続式を採用している[9]。

　標準処方研究企画委員会においては，2015年に連続造粒機に着目し，装置特性を理解することを目的に国内メーカ3社の装置を用いた立会い実験を行った。そして，2016年には，連続製造の課題の1つである品質の確認と管理について，モデル処方［原薬（アセトアミノフェン）5％を含む標準処方］を用い，*PAT*（*Process Analytical Technology*）ツールを用いた連続生産のモデルケースを示すことを目的とした立会い実験を実施した。

　立会い実験では，造粒から打錠までの工程を検討し，処方としても硬度および崩壊性に問題のない標準処方を用いた。また，造粒物以外の添加物はステアリン酸マグネシウムのみである。従って，主薬含量と均一性が重要品質特性となる。本来ならば，評価のはじめの時点である原料混合を評価すべきであるが，事前に予備混合しているので，投入時の均一性が担保されていることを前提として行い，評価は滑沢剤混合後の *NIR* と錠剤成形後のオフライン評価（顆粒および錠剤物性）で行うこととした。実験に用いたモデル処方を表2に示した。

168

第 5 章　連続生産への様々な取り組み

表 2　モデル処方

原料名	組成
アセトアミノフェン	5 部
乳糖水和物	59.5 部
トウモロコシデンプン	25.5 部
L-HPC（LH-21）	10 部
HPC-L	3.5 部（外割）
ステアリン酸マグネシウム	1 部（外割）

本表は，石川達也，*PHARM TECH JAPAN*，**33**(2)，33-36（2017）の
表 1　立ち会い実験に用いたモデル処方（33P）を基に作成した。

表 3　製造設備と操作条件

工程	装置名	操作条件
造粒	CTS-MG-100	センターブレード：5000 rpm，スクレーパーブレード：50 rpm，本体 40 ℃ 加熱
乾燥	CTS-FD-01W	風量：1.2 m³/min，給気温度 85 ℃，1 層供給量：約 1 kg，乾燥終点：水分 2 ％
整粒	QC-U10	インペラ：丸型，スクリーン φ1 mm，回転数：2400 rpm
混合	CTS-MG-100	センターブレード：500 rpm，スクレーパーブレード：30 rpm
打錠	102i	1 錠質量：180 mg，直径 8 mm，12 R，円形錠 打錠速度：46.3 rpm，本圧：10 kN，予圧：3 kN

本表は，石川達也，*PHARM TECH JAPAN*，**33**(2)，33-36（2017）の
表 2　製造設備および運転条件（34P）を基に作成した。

　HPC-L は粉末添加した。ステアリン酸マグネシウム以外は，高速撹拌混合機（バーチカルグラニュレータ：*VG-100* 型）で混合してから使用した。造粒・乾燥・整粒・滑沢剤混合・打錠までを *CTS-MiGRA-System*［パウレック・製造設備と操作条件（表 3）］を用い，一貫して連続生産した。結合液には精製水を用い造粒機にポンプで加水率が 34 ％ となるように添加し，連続造粒した。得られた顆粒にステアリン酸マグネシウムを加え，ロータリー型打錠機（*102i* 型，30 本立て）を用いて 1 錠 *180 mg*，直径 *8 mm*，*12 R* の円形錠を得た。PAT での主薬の *NIR* スペクトルの測定結果は，測定中終始安定していた。このことから，製造中に滑沢剤混合工程での主薬の含量変化はほとんど起きていないと推察され，均一性も確保できていると考えられた。オフラインの測定の結果も同様であった[10]。

　一方，製薬企業において，松井は，連続生産の実用化に向けて解決すべき課題を「基盤技術研究」，「フィージビリティ研究」および「規制当局とのコミュニケーション」の 3 領域に分割して実施すべき事項の検討を進めている[11]。

固形製剤とバイオ原薬の連続生産

「基盤技術研究」では，連続生産システムを構成するそれぞれの要素（予備混合，造粒，*PAT*ツールなど）について，運転に必要なメカニズム解明や測定技術の研究などの基礎研究を行っている。

2012年に二軸スクリュー連続造粒機を導入した。二軸スクリュー連続造粒機は従来のバッチ式湿式造粒法に比べて造粒メカニズムや製剤特性に関する見識が限られている。そのため，基盤技術研究として二軸スクリュー連続造粒機の造粒メカニズムの解明や最適化に関する研究を進めている。これまでに，造粒特性に関する基礎的研究やNIRによる造粒工程のインラインモニタリングを進めてきた。

二軸スクリュー連続造粒法では，造粒機内で粉体の予備混合ができないことから，予め，混合した原料を粉体供給器からスクリューにより造粒部に定量供給する。スクリュー先端部には押出し造粒機のようにスクリーンなどの設置はなく，造粒物はスクリュー先端の開口部から排出される。

二軸スクリュー連続造粒機とバッチ式造粒機（流動層造粒機，高速撹拌造粒機）の粒子の成長挙動を比較したところ，両者とも添加した水分量に比例して粒子の成長が認められた。高速撹拌造粒法では，粒子の成長にブレード回転数の影響が認められたが，二軸スクリュー連続造粒機では粒子の成長にスクリューの回転数の影響は認められなかった。この理由としては，二軸スクリュー連続造粒機の造粒時間が高速撹拌造粒法に比べて数秒と短いことから差が認められなかったと考えられた。得られた顆粒を整粒し，打錠したところ，錠剤硬度は流動層造粒法で得られた顆粒から製した錠剤とほぼ同じで，溶出挙動も他の造粒法と同程度であった。錠剤の硬度は，各造粒で得られた顆粒のかさ密度に依存していることから造粒機の特性が顆粒の圧縮特性に影響を与えることが確認できた。二軸スクリュー連続造粒機は高せん断タイプの造粒機であるにも関わらず高速撹拌造粒法で得られた顆粒よりも空隙が多い構造であった。この理由としては，二軸スクリュー連続造粒機は造粒時間が短いので，圧密化されないことが原因と考えられた。

二軸スクリュー連続造粒法は，バッチ式の湿式造粒法に比べて独特な特徴を示すが，安定的に長時間運転するにはより詳細な造粒メカニズムや連続モニタリングの指標の検索など継続的な研究が必要である。

次に，「フィージビリティ研究」は，基盤技術研究で得られた成果を利用して各要素を接続して連続運転した場合の *State of control* に維持，さらには，*State of control* を保証するための *PAT* ツールによる製品品質のリアルタイムモニタリングやフィードバック／フィードフォワード制御技術の研究および開発化合物への適用研究を想定している。

連続生産システムにおいては，実験機と生産機との差の影響はバッチ式に比べてほとんどなく，スケールアップは不要とされている。しかし，データとして示された例はほとんどない。そこで，「実験機で設定した製造条件がそのまま生産システムに移行が可能か」また，「実験機で短時間で設定した製造条件で生産機における *State of control* が予測できるか」の2点に

170

第5章　連続生産への様々な取り組み

ついて検討した。

　製品品質に大きな影響を与えると考えられる造粒・乾燥工程に着目して検討を実施した。その結果，実験機で設定した造粒条件において生産機で造粒を行ったところほぼ同等の粒度分布を有する顆粒を得ることができ，実験機で設定した条件は生産機で再現できることが確認することができた。一方，乾燥工程については，水分量が高い造粒条件において，全体的に乾燥減量の予測値は工程時間と共に増加し，工程が進むにしたがってバラツキの範囲が大きくなる傾向がみられた。

　この結果について詳細な解析を行った。原因としては，連続流動層乾燥機のセル間で乾燥能力に差があると考えられること，本検討の条件では水分量が高く，また，工程時間によって顆粒の粒度も増大する傾向にあったことから，乾燥終点の水分量に差が出たと推察された。

　これらの結果から，連続造粒乾燥を行う場合，造粒工程の単位操作でQTPPを満足する顆粒が得られても，工程時間が進むにしたがって添加する水分量によって顆粒の粒度分布が変化し，次工程の乾燥工程で乾燥不十分となる可能性が示唆された。

　そして，「規制当局とのコミュニケーション」については，規制当局との個別案件によるコミュニケーションは行っていないが，日本製薬工業協会（製薬協）の連続生産プロジェクトを通じて「医薬品の連続生産における品質保証に関する研究」班の活動に参加する機会を得た。この場を活用して産と規制当局とのコミュニケーション・ラインを維持したいと考えている。

　また，連続生産システムを石本は，2013年から技術開発を開始した。連続生産を実現するために必要となる要素として，①製造フローの選定，②センシング技術，③解析技術の3つを選定し，開発を進めている[12]。

　連続生産システムは混合，造粒，乾燥，滑沢混合，打錠（カプセル充填）の5つのユニットから構成され，また，連続生産システムとして，いろいろなタイプが提案されているが，バッチ連続式と呼ばれるバッチ式装置を短いサイクルで繰り返し運転することで，工程を連続化する方法を製造フローの中で多く採用した。

　①　製造フローの選定では，製造方法をバッチ式から連続式に変えることによる製剤開発や製品品質への影響を極小化すること，また，原薬や薬物濃度に依存しない汎用的なシステムを構築することである。

　連続生産とバッチ生産を比較した場合に，最も相違する点は，バッチ生産において秤量，投入されていた1バッチ分の原薬や添加物が連続生産ではLoss in weight feederに代表される自動秤量供給システムによる連続的な供給に代わることである。混合工程には，連続式とバッチ連続式がある。

　連続混合式は，原料の供給と混合が途切れることなく動作しつづける混合方式である。この方式では，原料の供給を一定速度に定常化させる技術が必要となる。しかし，Loss in weight feederによる供給は，装置や原材料の特性による影響を受け，供給量の変動が避けられない。さらに，長時間の運転においては，原料がホッパーへ再補充する時に発生する振動による外乱

の影響も受け易い。

この課題を根本的に解決する方法として，混合工程にバッチ連続混合を採用した。バッチ連続混合では，Feeder による原料の切り出し，Mixer による混合，排出のサイクルが連続することにより混合工程が連続化される。Feeder の操作は決まった量を切り出すだけの単純な動きであり，多様な特性の原料に用いることができる技術として既に医薬品製造において汎用されている。

② センシングに関して，連続生産におけるセンサーの役割は，絶え間なく製造される中間製品，または製品が適切な品質に保たれているか否かをモニタリングし，品質に変動が生じた場合のアクショントリガーとなることである。

連続生産中に起こりうる品質変動を2つのパターンに分けて考えた。1つは製造中に通常起こりうる予測可能な品質変化への対応である。例としては，製造開始，または終了時に定常状態と非定常状態との移行を適切に判断すること，並びに長時間運転中に生じる目標値からのギャップを FB/FF（Feedback/Feedforward）によって解消することが挙げられる。2つ目は，予測することが不可能な品質変化への対応である。

例として，機械の異常などのトラブルによって瞬間的に品質の不適合品が生じた場合に，適切に系外に排出することが挙げられる。

予測可能な品質変化の場合，製造フローの下流で品質の異常を感知しても，それを救済する方法が限られている。そのためにプロセス全体の中で可能な限り上流の工程で検出することが重要である。予測が不可能な品質変化の場合，不適品が次工程に混入しないように，当該工程において速やかに系外に排出することが望ましい。

③ 解析技術としては，連続製造において特に汎用的に使用されている NIRS の解析について紹介する。NIRS は，スペクトル自体をみて製品の品質の適否を判断することは困難である。ケモメトリクス（多変量解析）を用いて，製品品質との関連付けを行う必要がある。さらに，同じスペクトルを取得しても解析方法の違いによって結果が大きく変化する特徴がある。

現在，様々な解析方法が提案され，数多くのソフトウェアも市販されているが，現時点で万能な解析方法は存在しない。同じ解析（例えば，粉体内の薬物濃度の測定）で薬物や処方が変われば，その都度条件を検討する必要がある。このことから，適切な解析方法をみつける技術を獲得することは，連続生産を検討していく上で重要な課題となる。そこで，自前のアルゴリズムによる解析プログラムの作成と改良を行うことで，短時間で網羅的な解析を実施している。

さらに，羽山は，連続生産を実現するための必要な技術として，①製剤技術，② PAT，③プロセスシステムエンジニアリング（PSE），④情報制御システムを挙げている[13]。

①製剤技術としては，連続生産に適した処方・製法の開発が必要になる。例えば，連続生産では，装置への粉体の付着は，製造性のみならず，原薬の含量や含量均一性，さらには，装置内に長時間滞留することによる原薬が分解するなどの品質面でのリスクを伴う。そのために，連続生産に適した処方・製法の開発が必要と考える。

第5章 連続生産への様々な取り組み

　次に，②PAT技術に関して，連続生産では，総稼働時間を通じて，一定品質の製品を恒常的に製造できることを保証しなければならない。そのためには，PATツールなどによってプロセスモニタリングすることが重要となる。さらに，各単位工程を管理するだけではなく，工程間の動的特性が理解されなければならない。例えば，上流工程での原薬の供給フィーダーに変動が生じた場合，その大きさや時間が，下流工程の含量均一性や主薬含量とどのような関係性にあるかを，予め把握しておく必要がある。

　この関係性を把握するための技術として，滞留時間分布モデル（RTDモデル）などのプロセスシミュレーションが挙げられる。

　続いて，③PSE技術とは，装置やプロセスの高度設計アプローチのことを指している。本アプローチでは，装置や装置の連結に関するリスクアセスメントによって課題を把握し，実際の検討とシミュレーション解析や制御技術を組み合わせることで，理論的な要求仕様を作成することが期待できる。

　最後に，④情報制御システムとしては，連続生産ではヒトが介在しないオートメーションで製造するため，生産時の情報制御システムを新たに構築する必要がある。例えば，製造工程中の品質をリアルタイムモニタリングするためのPATデータ管理システムやフィードバック・フォアード制御するための自動化管理システムである。

1.4　おわりに

　日本においても国内の製造メーカが海外の動向に追従する形で，固形製剤の連続生産装置を開発した。また，2015年9月には，製薬協の製剤研究会において，連続生産プロジェクトが立ち上がった。そして，標準処方研究フォーラムでは，国内メーカが開発した装置を使って連続造粒の有用性の検討を2015年から行っている。2016年8月には，国立研究開発法人日本医療研究開発機構（AMED）のプロジェクトで「医薬品の連続生産における品質保証に関する研究」班が立ち上がり，特に規制上の課題に対する見解を整理し提示することを目指し，議論がなされている[3]。

　FDA，EMAおよびPMDA等の主要な規制当局は，連続生産は医薬品のよりスピーディーな上市，欠品リスクの低減および高度なプロセスの理解が期待されることから，業界および患者にとって双方に利益があるとみている。一方では，産業界からの働きかけとして，多くの規制当局や製薬企業が参加するフォーラムを通じて，連続生産の工程に対する理解が進まず，今後の展望や方針を打ち出せていない多くの国々の規制当局に対して，主要な規制当局が採用しているアプローチの普及を支援する取組みが進められている。

　各国で異なるレベルの承認基準や要求事項がある場合では，企業が連続生産をグローバルに展開することが困難になる。そこで，主要な薬事要件の透明性とグローバルでの調和がもとめられる。例えば，プリジスタ錠600 mgの連続生産に係わる承認申請において，米国および欧州では，一品目二処方がFDAおよびEMAに認められ，承認を得ている。日本では薬事規制

上，処方違いであっても同一品目とできる旨が医薬品製造販売指針に記載されているが，現行の承認システムでは，1つの承認書に二処方を記載する柔軟性はないとされていて，柔軟性が認められても制限がかかる可能性がある。

　処方変更が製品品質および有効性に影響を及ぼさないことが示される場合については，異なる処方を併記できる承認システムの変更が望まれる。

　連続生産が医薬品業界において普及する前段階として，連続生産ラインの限定的な生産力を原因とする，柔軟性の減少やサプライチェーンの安定供給リスクの増加を伴う過渡期が存在すると考えられる。したがって，規制当局の要求事項が統一されて，連続生産だけではなくバッチ生産による製品の供給体制が可能になれば，この過渡期を乗り越える大きな原動力になると思われる[14]。

　松田[7]は，安定供給の観点からバッチ生産品と連続生産品の両方を流通させる必要があるといった事情から両方の製法について承認取得を望むという意見が挙がっている。このような状況下では，本ケースのように個々の原料を連続的に供給し続ける必要がある連続生産の場合，例えば，静電気の蓄積などによる配管への付着が懸念されるような添加物は使用できないケースも想定される。すなわち，バッチ生産で用いていた添加剤（処方）と異なる添加剤（処方）で連続生産を導入せざるを得ない状況も想定される。このような場合，国内においてはどのような対応が取れるかについて，今後考えていかなければならない課題の一つであろうと記述している。

文　　献

1)　松井康博，*PHARM TECH JAPAN*, **33**(2), 15-17（2017）

2)　川嶋嘉明ほか，*PHARM TECH JAPAN*, **32**(7), 7-10（2016）

3)　田原耕平，*PHARM TECH JAPAN*, **33**(2), 9-13（2017）

4)　松田嘉弘，「医薬品連続生産における PMDA の取組み」，第 3 回 *FlowST* シンポジウム（2019 年 1 月）

5)　鈴木康弘，粉体技術，**8**(12), 22-26（2016）

6)　松田嘉弘，*RSMP*, **7**(2), 99-103（2017）

7)　磯部重実，粉体技術，**8**(12), 27-31（2016）

8)　浅井直親，*PHARM TECH JAPAN*, **33**(12), 47-54（2017）

9)　内田和宏，製剤機械技術学会誌，**24**(5), 70-77（2015）

10)　石川達也，*PHARM TECH JAPAN*, **33**(2), 33-37（2017）

11)　松井康博，製剤機械技術学会誌，**27**(2), 11-23（2018）

第5章 連続生産への様々な取り組み

12) 石本隼人，製剤機械技術学会誌，**27**(1), 40-45（2018）

13) 羽山哲生，製剤機械技術学会誌，**27**(1), 31-39（2018）

14) 下野龍太郎ほか，*PHARM TECH JAPAN*, **33**(12), 114-121（2017）

2 CMOの取り組み戦略

山田昌樹*

2.1 はじめに

　CMOとして連続生産の取り組みを行うにあたり，重要なことの一つとして，将来日本でどの程度の連続生産システムを利用した生産が行われ，CMOが受託できる可能性があるか予想することである。海外ではVERTEX社のオルカルビが2015年7月に承認され，その後も数品目が承認され，その他多くの品目が申請されている。一方日本では1品目が承認されたが，これは海外でバルク製剤が製造されており，日本で製造されている品目は無いのが現状である。日本企業の取り組みは，大手製薬会社でGEA社のラボ機を導入して研究を開始されているが，治験薬あるいは生産設備の導入を実施中の企業は非常に少ないのが現状である。連続生産設備を導入するには，高額の設備投資が必要になるため，連続生産を適応できる品目が複数ないと投資回収が難しいと考えられるが，各社低分子の開発パイプラインが潤沢にあるわけでは無く，投資の多くが創薬部門やバイオ関連に割り当てられており，製剤部門への投資が減少しているのも一因と考えられる。その為，多くの製剤開発者にCMOが連続生産設備を導入することを期待されている。

　CMOとして連続生産設備を導入するにあたり，連続生産の可能性を評価する必要がある。FDAをはじめとする各国の規制当局は連続生産を推進しており，日本においてもPMDAが中心となってガイドライン案が作成されたりして，推進の状況は同様である。また，連続生産の可能性を予測する参考として研究論文の推移を見ると図1のように年々増加しており，今後連続生産を用いた生産が増加すると予想できる。

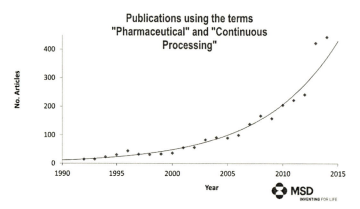

図1　MSD Christine M.V.Moore, Ph.D 発表資料：連続生産に関する論文数の推移
(Novas Fronteiras Farmaceuticas Symposium @ Brasilia, 29 June 2017)

---

* Masaki Yamada　シミックCMO㈱　執行役員　技術開発部長　兼　製剤開発センター長
　　兼　事業開発部担当部長

第5章　連続生産への様々な取り組み

2.2　連続生産設備に関して

　連続生産設備は大別して①直接粉末圧縮法（直打法），②乾式造粒法，③湿式造粒法の3種類の製法がある。導入するにあたり，どの装置を導入すれば，顧客の要求を満たすことが出来るかを検討する必要がある。日本での情報は少ないので，海外の情報を参考に検討した。Matin Waman氏はPHARM TECH JAPAN Vol.34 No.13に『連続生産を意識すれば今後は「どのような物性であれば次のプロセスへ進めやすいか」というパーティカルエンジニアリングを意識しながら「処方をシンプルにしよう」ということを考えるようになります。処方がシンプルになれば新薬の70%が直接打錠で製造できるといわれています。欧米の大手製薬会社では直接打錠できるようにAPIの物性を変更しようとしている動きがあります。』とコメントされている。また，Pfizerの方がQuadro/IDEX presentation & information gathered during recent conferences by RSで，現在の製法比率としては湿式造粒60%，乾式造粒30%，直打10%であるが，将来連続生産の製法としては湿式造粒20%，乾式造粒10%，直打70%に変化するとの発表も行われている。さらに，海外大手の製剤研究者の情報でも各社とも直打の連続生産を主として検討しているとのことである。

　日本でも同じような傾向になるかどうか考察すると，同じような割合にはならないのではと予想される。一般に直打の場合，薬物（API）含量として30%を超えるとなかなか打錠が難しい。その大きな要因としてはAPIの物性（流動性，圧縮性，粒度）に起因して，含量・質量の均一性や錠剤強度に問題が生じることが多く，工場で恒常的に満足する品質の製剤を製造することが難しいと予想される。また，日本では錠剤の大きさとして服用性の観点で，質量として100 mgから300 mg程度が主流で，薬物含量として30%では100 mg力価の錠剤が上限になってしまう。一方海外では500 mgや600 mgの錠剤も多く流通しているので，薬物含量として200 mg程度の錠剤まで直打で製造可能である。ただ，APIのパーティクルデザインで直打に適したAPIが原薬部門から供給されれば薬物含量を30%以上に出来，直打の比率は増加すると思われる。

　上記のことを考慮すると，日本のCMOとして導入を検討する装置としては連続直打と連続湿式を優先すべきと思われる。設備の導入を検討するにあたり，海外ではGEA社の設備が多く導入されており，CMOにもGEA社の設備が導入されている。海外のCMOの場合，製薬会社が承認を取った品目を受託しており，同じ設備を導入する必要がある。受託生産数量もある程度確保できているため，投資回収の目処も立つので積極的な投資が可能である。一方，日本のCMOの場合には海外の製薬会社は口腔内崩壊（OD）錠等の日本向け製剤以外はバルク製剤の輸入にシフトしているので，国内の製薬会社を念頭に設備導入を検討する必要がある。また，日本はOD錠の生産が海外に比べて多くなってきているので，ある程度OD錠の生産も可能な連続生産装置が必要だと考えている。さらに，CMOとしては顧客の生産スケジュールに柔軟に対応する必要があり，万が一の故障時の迅速な復旧も重要になるため，故障時の装置メーカーの迅速な対応（部品供給，技術者派遣，言語等）は必須である。その為，日本の装置

177

メーカーを優先して評価検討している。

2.3 連続生産の製剤設計に関して

CMOとして連続生産設備を導入して受託に繋げていくためには，連続生産装置を用いた処方設計・製法設計のスキルを高め，連続生産に適した自社の標準処方・製法を複数確立していく必要がある。また，連続生産の場合シンプルな処方設計も重要になっていくと考えている。これまでの製剤ではAPIと賦形剤，崩壊剤，結合剤等の複数の添加剤を処方通り配合し，均一に混合・造粒する必要があり，図2に示した湿式連続生産の定量フィーダーを複数設置する必要があり，切り出しの精度と連続混合が製剤の均一性に大きな影響を及ぼす。フィーダーの数が増えるほど切り出しのバラツキが大きくなり，混合均一性が悪くなるリスクが高くなるので，切り出し精度の向上とシンプルな処方設計が重要になってくる。APIと添加剤を事前に混合して1台のフィーダーから供給している例もあるが，連続生産の将来を考えると，やはり連続的にAPIと添加剤を精度良く切り出し，均一に連続混合することは重要であると考えている。その為には装置の精度だけではなく，添加剤メーカーと協力して連続生産に適した添加剤（プレミックスを含む）を開発し，添加剤の数を少なくするのも重要だと考えている。添加剤開発，精度良い切り出しと連続混合が出来れば，連続湿式造粒だけではなく，連続直打法ならびに連続乾式造粒にも適応でき，顧客の要望にも広く対応出来ると考えている。連続生産に適した添加剤を開発出来れば，配合変化試験の試験数削減，処方最適化の検討数削減等でAPI使用量ならびに検討期間を短縮出来，製剤開発期間の短縮に貢献出来ると考えている。

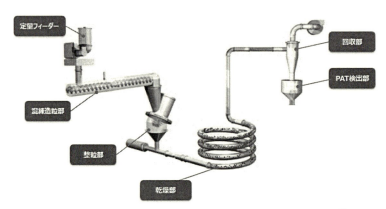

図2　湿式連続生産システム例（フロイント産業社製 Granuformer®）

2.4 CMOとしての戦略：製剤設計

CMOとしての取り組みと今後の戦略として，製剤設計者の育成・スキルアップ，連続生産に適した添加剤の共同開発，装置の最適化・導入を検討している。

製剤設計者の育成・スキルアップに関しては，装置導入までは装置メーカーとの共同研究を

第 5 章　連続生産への様々な取り組み

推進して，装置の機構と製造パラメーターが製剤に及ぼす影響評価を製剤設計者の観点で装置
メーカーのエンジニアとディスカッションしながらスキルアップをはかっていく。装置導入後
は弊社独自の複数標準処方の開発を推進し，顧客の提示した処方だけではなく，連続生産設備
を有していない製薬メーカーに開発期間を短縮できる製剤開発の提案を行っていけるようにす
る。

　連続生産に適した添加剤の共同開発に関しては，短期間では難しいとは考えるが，連続生産
の検討を進めながら添加剤メーカーに要望を出していき，試作品を評価することで可能ではな
いかと考えている。添加剤メーカーも限られた製薬メーカーでの評価よりも数多くの製薬メー
カーの受託の可能性があり，多くの品目に採用される可能性が高くなり，自社で連続生産設備
を有していなくても評価のフィードバックが得られる CMO との共同開発は魅力があるのでは
と思われるので，積極的に共同開発を進めていきたいと考えている。

2.5　CMO としての戦略：設備導入

　装置の導入に関しては連続直打と連続湿式造粒システムを優先的に導入していきたいと考え
ているが，切り出しフィーダーと連続混合に関してはメーカー標準だけではなく，切り出し精
度及び連続混合性を改善できる組み合わせが必要だと考えているので，複数のメーカーの装置
を組合すことも考えている。

　図 3 は標準処方研究フォーラムで菊水製作所の直打システムを用いた実験結果である。アセ
トアミノフェン 5% 及び 15% の実験系で API, 添加剤 1（ダイラクトース S と PCS の混合品）
と添加剤 2（L-HPC）を図 4 の定量フィーダー（POLARIS）から切り出し，垂直混合機に投
入し連続混合し，水平混合機の途中で滑沢剤・ステアリン酸マグネシウムを定量フィーダーか
ら切り出し・添加した後，再度垂直混合機で連続混合し，打錠機に供給して打錠したときの含
量均一性のデータである。グラフの 0 時点は打錠機から最初に出てきた錠剤を質量補正（最初
の錠剤は質量調整が十分でないため補正。この実験では切り出し精度と連続混合性の精度を評
価するため最初に出てきた錠剤の含量を確認し，立ち上がりからの均一性を評価）した個々の
錠剤の含量値である。最初に出てきた錠剤から 1 時間後まで全ての錠剤含量が 95% から
105% の範囲に入っており，切り出し，連続混合して供給した最初の混合末から最後まで良好
な含量均一性が確保できているのがわかる。複数のメーカーの装置を組合せる例として，図 4
の切り出し・連続混合後に図 2 の湿式連続造粒システムで造粒・乾燥を行い，顆粒を製し，再
度図 4 の装置で造粒顆粒，後末添加剤（必要に応じて）と滑沢剤を切り出し・連続混合して，
打錠する組み合わせにすることによって最初から最後まで良好な含量均一性が確保出来る連続
湿式造粒システム装置を構築できる。また，連続湿式造粒部分を省略することで，連続直打シ
ステムともすることが出来る。さらに，将来，連続湿式造粒部分を乾式連続造粒システムに置
き換えることが出来，全ての製法に対応可能なシステムを構築できると考えている。

179

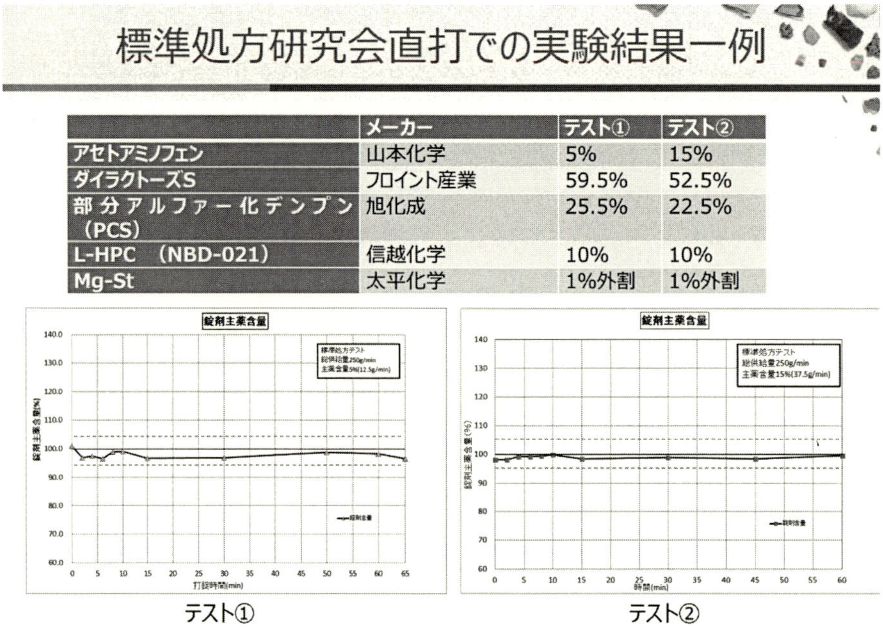

固形製剤とバイオ原薬の連続生産

	メーカー	テスト①	テスト②
アセトアミノフェン	山本化学	5%	15%
ダイラクトースS	フロイント産業	59.5%	52.5%
部分アルファー化デンプン（PCS）	旭化成	25.5%	22.5%
L-HPC（NBD-021）	信越化学	10%	10%
Mg-St	太平化学	1%外割	1%外割

図3　標準処方研究フォーラムでの菊水製作所の直打システムを用いた含量均一性のデータ

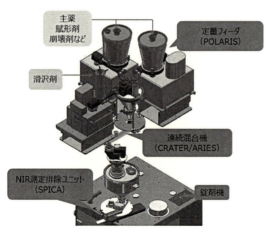

図4　菊水製作所の連続混合システム（CRATER/ARIES）

2.6　CMOとしての受託戦略

　受託戦略に関しては，既存生産品ではなく，これから処方設計する品目（新薬，剤形追加，GE品等）が当面のターゲットになると考えている。既存生産品は連続生産のメリット（製剤開発期間の短縮，スケールアップ検討不要，技術移転が容易等）が得られにくく，処方・製法変更・同等性・一変・生産立ち上げ（PQ/PV）に必要なコストがネックとなり，当面受託の可

第5章　連続生産への様々な取り組み

能性が低いと予想されるからである。新規品目の場合，処方設計・製法開発・治験薬供給・生産立ち上げにかかるコスト（API 使用量削減，検討回数の削減，スケールアップ検討の削減，技術移転の省略等）を軽減でき，製剤開発期間も短縮出来るので大きなメリットとなると考えられる。また，新薬の場合には開発途中で期待した薬効が得られなかったり，予期せぬ副作用が発現したりで開発が中止になることがあり，新薬メーカーが専用設備を先行投資しにくい。新薬が承認され，初期の生産を CMO で立ち上げ，製品の売り上げが増加し，投資回収の目処が立った時点で設備投資を判断できるので，新薬メーカーにとってもメリットがある。CMOとしても生産量が増加した場合，製薬会社が設備投資し，技術移管するのか，そのまま受託を継続するかで投資戦略が立てやすく，追加のライン増築もやりやすくなる。このように製薬会社と CMO 両社がお互いに win-win の関係が構築できる。

　図5にシミック CMO の製剤研究・開発受託業務の流れを示したが，処方研究 I は Phase 1用処方の開発が主となり簡易製剤で治験が実施されることが多いので，連続生産の適用は難しいが，連続生産に関する各種基礎研究を行って知識を高めておくことにより，プレフォームレーション及び処方研究 I の段階で連続生産に適した API 特性を有しているかの評価を実施出来，場合によっては API 形状や粒度の変更提案を行うことも出来る。処方開発 II で Phase 2 以降の製剤開発となるので，連続生産を適用した処方設計及び製法開発を行う。この段階での治験薬の必要量は 5 kg 程度から 30 kg 位程度になることが多い。これまでの製法では 1 kg/バッチ，5 kg/バッチ，30 kg/バッチと段階的にスケールアップを行い，その都度製法の妥当性と安定性評価を実施していた。連続生産では製造時間を延ばすことによって対応可能となるので，検討回数を削減でき，API 使用量の削減にもなる。ただし，連続生産では同じ装置で設計することになるので，治験薬必要量が少ないときにいかに対応できるかが重要になってくる。例えば，必要量が 5 kg と 30 kg の場合に，装置の生産スピードが 15 kg/hr では装置の稼働時間が20 分と 2 時間になる。2 時間の場合には製造がほぼ安定して問題ないと思われるが，20 分の場合には製造が安定化するまでに時間がかかると安定化までの分を廃棄し，必要量以上に仕込む必要があり，API を無駄にすることになり，連続生産のメリットを得られにくくなる可能性がある。これを解決するためには装置の生産スピード，パラメーターと品質特性の相関を把握する基本情報を基礎研究で得ておく必要がある。その為には CMO として基礎研究を行い，連続生産に関する知識・技術を高めておく必要がある。装置導入後にこれらの基礎研究を開始するのでは顧客の満足する製剤設計に多くの時間を要し，信頼を得られにくく，次の受託に繋がらない可能性がある。顧客の満足する製剤開発を行うためには，導入前に装置メーカーと共同研究が必須になると考えているので，良好なパートナーシップを構築出来る装置メーカーを選定し，装置メーカーと共同体制を構築し，連続生産に関する基本技術情報を共有し，受託した品目の製剤開発を効率的に短期間で実施し，顧客に信頼される CMO を目指していく戦略をたてている。

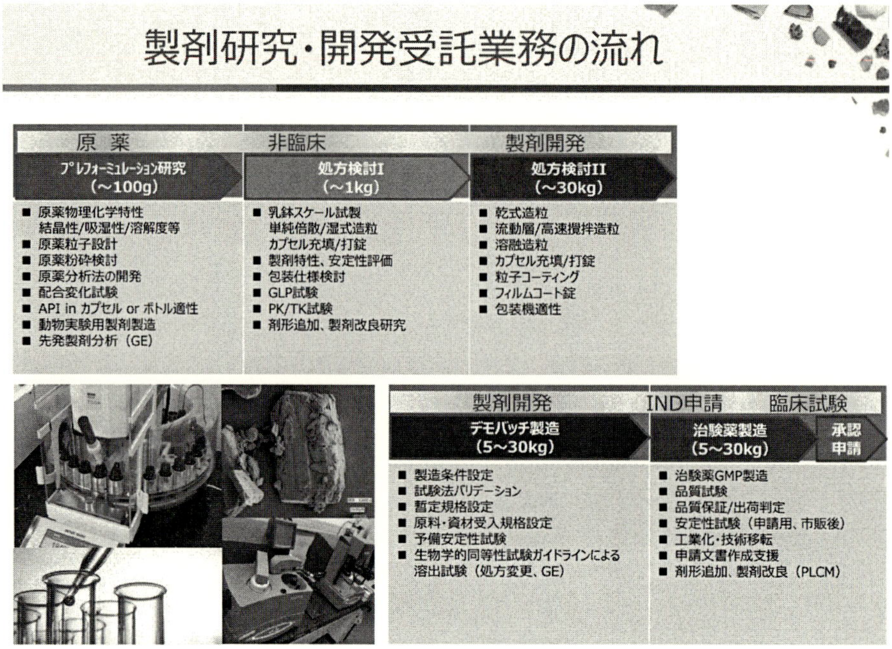

固形製剤とバイオ原薬の連続生産

製剤研究・開発受託業務の流れ

原薬	非臨床	製剤開発
プレフォーミュレーション研究（〜100g）	処方検討I（〜1kg）	処方検討II（〜30kg）
■ 原薬物理化学特性 結晶性/吸湿性/溶解度等 ■ 原薬粒子設計 ■ 原薬粉砕検討 ■ 原薬分析法の開発 ■ 配合変化試験 ■ API in カプセル or ボトル適性 ■ 動物実験用製剤製造 ■ 先発製剤分析（GE）	■ 乳鉢スケール試製 単純倍散/湿式造粒 カプセル充填/打錠 ■ 製剤特性、安定性評価 ■ 包装仕様検討 ■ GLP試験 ■ PK/TK試験 ■ 剤形追加、製剤改良研究	■ 乾式造粒 ■ 流動層/高速攪拌造粒 ■ 溶融造粒 ■ カプセル充填/打錠 ■ 粒子コーティング ■ フィルムコート錠 ■ 包装機適性

製剤開発	IND申請 臨床試験	承認申請
デモバッチ製造（5〜30kg）	治験薬製造（5〜30kg）	
■ 製造条件設定 ■ 試験法バリデーション ■ 暫定規格設定 ■ 原料・資材受入規格設定 ■ 予備安定性試験 ■ 生物学的同等性試験ガイドラインによる 溶出試験（処方変更、GE）	■ 治験薬GMP製造 ■ 品質試験 ■ 品質保証/出荷判定 ■ 安定性試験（申請用、市販後） ■ 工業化・技術移転 ■ 申請文書作成支援 ■ 剤形追加、製剤改良（PLCM）	

図5　シミックCMOの製剤研究・開発受託業務の流れ

3 有機金属反応のための連続製造プロセスの開発

鈴木　望*

3.1　はじめに

　製薬業界におけるバッチ製造から連続製造への移行は，長年にわたって勢いを増している。主な要因は，製品品質，プラントの安全性，そして革新的な化学合成のための新しいプロセスを可能にする必要性に対する要求の高まりである。バッチから連続製造への切り替えは，プロセス開発と生産へのアプローチにおいて新しい理論的枠組みを必要とする。連続プロセスを適切に設計するには，有機化学，化学工学，プロセス分析技術，品質保証，および機械工学を含む各分野をカバーする機能横断的かつ専門分野の垣根を越えたチームが必要である。

3.2　連続工程の利点

　今日のファインケミカルおよび医薬生産における主な課題は，品質，信頼性および柔軟性に対する要求の高まりである。現在の API 合成は非常に複雑になってきており，危険な化学物質を使用することが多くなっている。これらの課題は，バッチプロセスのみを使用して対処することがますます困難になっている。ある反応および後処理工程では，連続工程により，高レベルの自動化ならびに化学的および熱力学的パラメータのより高度な制御が可能になり，より優れた選択性，少ない滞留による安全性の向上ならびに経済的利益がもたらされる。これをモジュラープラントアプローチと組み合わせることで，低分子 API 合成用の多目的製造プラントを小さな設置面積で実現できる。

　製薬業界は，危険な反応，高圧および強い発熱反応ならびに速い反応速度論を利用した化学合成の需要が高まっている。このような反応は，プロセス制御喪失，暴走シナリオおよび爆発の危険を避けるために特別な注意を必要とする。安全性への配慮が，連続製造を実施するための主な要因となることが多いのはこのためである。連続製造装置の主な利点は，装置の小型化，高圧設定が容易，化学品の滞留量が少ないこと，および暴走反応を安全に処理し効率的な熱除去のための大きな表面積対体積率を新規プロセスにより可能になる。全自動連続プロセスが定常状態に達すると，プロセス制御の自動化によりさらなる操作はそれほど注意を必要とせず，バッチプロセスと比較して特に圧力安定性に関して優れている。

　19 世紀後半以降の化学合成法の開発により，科学者は化学物質の構造を体系的に変化させることが可能になり，新たな薬理科学の発展により，これらの構造変化による生物学的影響を評価する能力が拡大した。20 世紀の化学工学ならびに製薬産業における多大な開発がなされたが，原薬製造のコンセプトはバッチ製造でほとんど変わらなかった。対照的に，ファイン・バルク化学産業は，新しい連続反応器およびプロセスの素晴らしいポートフォリオを開発した。

　1970 年代以降，自動化，プロセスシミュレーション，プロセス分析技術など，化学業界にお

＊ Nozomu Suzuki　エボニック　ジャパン㈱　ヘルスケア部　ビジネスマネジャー

ける多様なアプリケーションが重要になってきた。これらは，高度なプロセス制御と動力学工程シミュレーションの分野に成長した。マイクロテクノロジーは，化学者や化学エンジニアにマイクロ反応テクノロジーの可能性を探求させるようになってきた1980年代後半から，より大きな関心を集めている。これにより，新規機能を備えたモジュール式連続小規模プロセスプラントが生まれた。近年これらの開発は「柔軟で早い将来の製造プロセスF3ファクトリープログラム」およびENPROイニシアチブを含むいくつかの業界イニシアチブをとるに至った。これらのプログラムは，いくつかのプロジェクトと多数の出版物に見られる。

2000年以降，製薬プロセスの開発と製造は現在連続プロセスへと移行しており，学術界もこのトピックに大きな関心を寄せている。

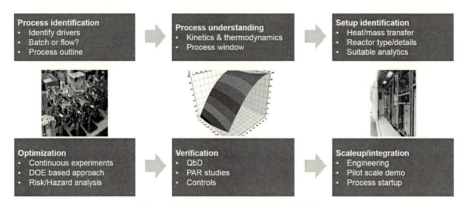

図1　連続製造プロセス開発ワークフロー

3.3　従来の化学研究室および連続プロセス研究室

従来の化学実験室はベンチとフードでできている。合成はガラス製品を使用して行われ，そこでは化学物質が撹拌下で加熱または冷却される。オフライン分析が通常用いられる（HPLC，GC，IRまたはNMR分光分析など）。典型的なオンライン分析としてpHメーターと温度計の様なPATの使用はまれである。ラボチームは，ケミストを主にラボ技術者とQCスペシャリストがサポートされる（図2）。

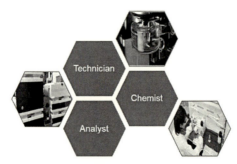

図2　従来の化学実験室で必要とされる典型的なコンピテンシー分野

第5章　連続生産への様々な取り組み

　連続製造実験のための典型的な実験室はより多くの実験室スペースを必要とする。大型のウォークインフードを使用して，高度に自動化されたモジュール化されたマイクロプラントを割り当てる。装置は必ずしもガラス製品である必要はない。スチール製または他の合金の使用は，より高い熱伝達能力およびより短い混合時間を可能にするために必須になり得る（図3）。定常フローは，質量流量計によって制御される低変動ポンプとDCSによって生成される。従来のオフライン分析の他に，必要なオンラインおよび生産ラインでの分析方法がプロセス制御に使用される。

　開発された複雑な連続工程は，工学，自動化，PAT，およびMOCに至るまでの幅広い技術ポートフォリオだけでなく，学術的な専門家チームによってのみ開発され実行できる。

　バッチプロセスと比較してより複雑な連続プロセスは，異なる装置設計を必要とする多数の可能な単位操作によって実証される。

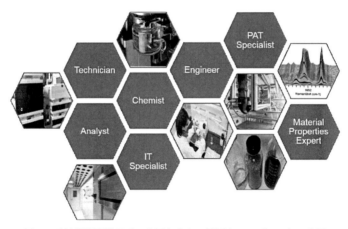

図3　連続製造開発ラボで必要とされる重要なコンピテンシー分野

3.4　ケーススタディ：有機金属反応からの連続製造プロセスの開発とワークアップ

　この例は，バッチプロセスから連続製造への移行を示している。2つの化学変換，水溶液処理および目的生成物の単離からなるプロセスを，モジュラー方式に従って連続製造モードでレイアウトした。全体のプロセスはその単位操作に分割されている。

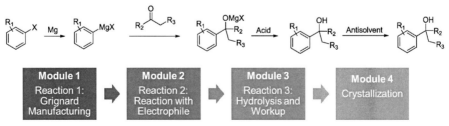

図4　グリニャール製造，求電子試薬との反応，後処理，および結晶化のプロセスフロー

185

固形製剤とバイオ原薬の連続生産

　この配列はグリニャール試薬の製造から始まり，その後グリニャール試薬は求電子剤と反応する。酸加水分解および得られたアルコールの抽出後，生成物を結晶化により単離する。各ユニットの運用には，連続工程を実施するときに克服すべき独自の課題がある。マグネシウム元素および有機ハロゲン化物からのグリニャール試薬の形成は，バッチモードでの通常操作である。それは固体として混合物に仕込まれた化学論量の金属を必要とする。工業規模でも広く利用されている実地実験室アプローチは，全必要量を充填した容器を使用し，その容器が一杯になるまで溶液として有機ハロゲン化物を供給し，続いて完全に反応が終了するまで撹拌する。残留マグネシウムは，通常得られた試薬を使用する前に濾過または別の容器に移され廃棄される。残留物の量を低く保つために，マグネシウム使用量を注意深く設定する必要があるが完全転化に向けて操作すると反応速度を低下させることにつながる。バッチモードでは，これは反応後の時間で補正され，サイクルタイムが長くなる。グリニャールケミストリーを連続製造で実施することを推奨する多くの要因があるが，明らかな課題は必要とされる固体処理になる。原料の輸送に関する基本的な物理的要件だけでなく，反応の速度論および熱力学的事項も連続製造の選択および設定にとって重要である。単段またはカスケードの連続撹拌槽（CSTR）がグリニャール合成に適用されているが，定常フローの設定も知られており報告されている。

表1　連続有機金属プロセス開発の推進力・チャレンジ・意思決定

Drivers	Challenges	Decision Criteria
• Safety • Productivity • Scale • Impurity control	• Setup selection • Solid handling, addition and restraint • Interphase reaction	• Kinetic law • Stoichiometry • Mechanical and physical properties

　ここで単一連続撹拌反応器（CSTR）を用いた設備に適用される例をあげる。原則として，有機ハロゲン化物と金属マグネシウムとの反応率は，有機ハロゲン化物の濃度およびマグネシウム表面の特性（物理的および粒子形性質，表面積）に依存し得る。有機ハロゲン化物 RX の反応速度の式は下記で示される。

$$-\frac{d[RX]}{dt} = k[RX]f[Mg]$$

　特に臭化アリールについては，反応は速く不可逆的で大部分は拡散律速であることが知られている。マグネシウム A の表面を一つの反応相手と考えると，この式は次のように表すことができる。

$$-\frac{d[RX]}{dt} = k_D[RX] \times \left[\frac{A}{V}\right]$$

with

第5章 連続生産への様々な取り組み

$$k_D = 0.62 \times D^{\frac{2}{3}} \times \omega^{\frac{1}{2}} \left(\frac{\eta}{\rho}\right)^{-\frac{1}{6}}$$

ここで，Dはハロゲン化アリールの拡散係数，ωはマグネシウムの速度（撹拌速度によって決定される），A/Vはマグネシウムの表面積Aを反応混合物体積Vで割ったものを表す。

非拡散律速の例では，活性化錯体のメカニズムと構造が反応の動力学的速度を決定する。

理想的なCSTRレイアウトは，最適な混合物中の関連化合物の均一分布をもたらすと仮定される。従って，第一段階であるタンク中の残留出発物質の濃度は，製品中の残留出発物質の規格以下でなければならない。図5は，出発物質の濃度を示し，出発物質は溶液中のレベルからタンクおよび製品中の一定の低いレベルまで降下する設定（r）中の位置の関数としての出発材料の濃度を示す。同時に，単一のCSTRステージは，未反応の出発物質がタンクから出るため高い確率で好ましくない滞留時間分布（RTD）を提供する。図6は，セットアップした1つのタンクについて系内の理論的滞留時間（$\psi = t/\tau$）に対して正規化されたN=1からなるカスケード反応についての滞留時間分布を提供する。

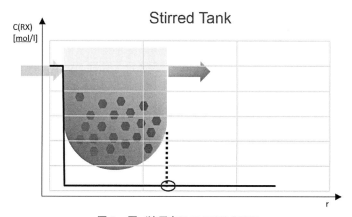

図5 固/液反応についてのCSTR

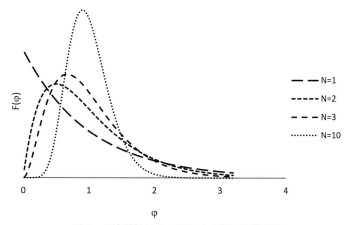

図6 反応釜数NのCSTR内の滞留時間分布

低濃度では，出発物質の反応が非常に遅くなり一次段階で滞留時間が長くなる。反応速度実験では，一定の撹拌速度で有効なマグネシウム表面 $\left(\frac{A}{V}^{Mg}(t)\right)$ にのみ依存し，少なくとも要求される範囲では出発物質濃度には依存しないことが知られている。これは，反応速度が出発物質の物質移動よりも相対的に遅い限り，ほぼ完全に覆われている表面上で起こる速い吸着および律速段階を伴う表面に基づくメカニズムを示している。

$$-\frac{\partial [RX]}{\partial t}=k_{obs}\times \frac{A}{V}^{Mg}(t)$$

このため，妥当な滞留時間内に1つのタンクのみで高い転化率に達することが可能である。有機ハロゲン化物溶液を最適な濃度のマグネシウムを収容するタンクに連続的に投入する。金属が消費されると，濃度を一定に保ちながら金属を連続的に投入する。生成物溶液は透明な液体としてタンクから取り出し分析され，プロセスの次の段階に使用される。

グリニャール試薬のような強い有機金属求核剤を求電子性カルボニル化合物に添加することは，炭素間結合を構築するための強力な手段である。一方で，反応性およびそのルイス塩基性は基質がそれらに影響されやすい場合に多くの副反応を引き起こしている。求核剤の添加中に低温を維持しこのような副反応を制御することは，バッチ操作においては困難である（このため，添加自体が発熱性である場合にこのような反応経路を避けようとする）。これは長いサイクルタイム，低生産性，および高価値の資産の適用をもたらす。

この事例では，製品の純度と収率の増加が連続生産モードで反応を実施する主な要因であった（表2）。

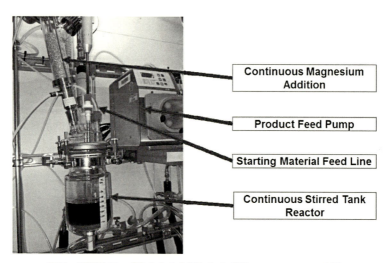

図7　連続的にマグネシウムを添加したグリニャールCSTR容器

第5章　連続生産への様々な取り組み

表2　連続グリニャール形成プロセス開発要因

Drivers	Challenges	Decision Criteria
• Productivity • Yield • Purity	• Setup selection • Exothermal reaction • Precise control over conditions	• Process window • Heat transfer • Mass transfer

　適切なプラグフロー反応器を運用することにより，必要なプロセスウィンドウを正確に制御して，生成物アルコールの高収率と高純度の両方を達成することができた。

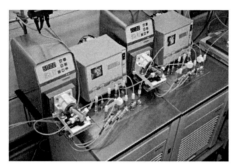

図8　ループリアクタ

　プロセスを強化するには，全体的なアプローチが適切なワークアップ手順を完全に統合するのに役立つ。同じセットアップでその場での加水分解とその後のワークアップも連続製造で実現された（表3）。

表3　連続急冷プロセス開発要因

Drivers	Challenges	Decision Criteria
• Intensification • Selectivity • Stability	• Controlled procedure • Efficient phase split	• Exotherms • Solid formation • Phase split kinetics

　得られた混合物の物性に応じて，流動相分割およびワークアップ操作に対して様々な選択肢が可能である。相分離が容易で特別な要件がない小規模のプロセスには，ミキサーセトラーユニットが適している。有機相と水相の間の表面張力が適していれば，膜分離器を適用することができる。

　その他の事例として，分相速度論が調査された。調査結果に基づいて遠心力抽出器を使用しいくつかの抽出段階で装置の設置面積を小さくし，効率的な分離が達成された。得られた有機相は，さらなる精製なしに要求される品質を満たし製品を単離するのに適している（表4）。

189

表4 連続結晶化プロセス開発要因

Drivers	Challenges	Decision Criteria
• Stability • Quality • Productivity	• Process layout: multiple unit operations • Residence time	• Solubilities • Purge profile • Solid form • Crystal size

最終的な結晶化工程も同様にフローで実現された。連続製造工程は正確な滞留時間に関して有益であることが証明された。これは空時収量に関し品質に悪影響を及ぼす中間製品の貯蔵およびバッファーを回避する。複数の連続した単位操作からなるプロセスは，MSMPR（Mixed Suspension Mixed Product Removal）として設計されている。3段階CSTRカスケード（濃縮段階，抗溶媒添加段階および冷却結晶化段階）の後に連続濾過が続く。複数製品相の組成・種晶レベル・投入ポイント・攪拌速度などの機器関連パラメータの影響を評価するために，広範囲のDOEスタディが必要であった。この連続製造工程の実施は，製造量だけでなく不純物の優れた制御を可能にした。非常に高い分離効率および設置面積装置の減少はさらなる利点となった。

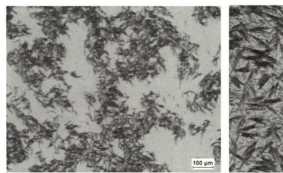 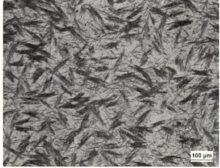

図9 プロセスから得られた製品結晶

3.5 結論・アウトルック

連続製造工程は，バッチプロセスと比較して新しいプロセス手段と利点を提供し，その結果プロセスパラメータの制御能力が向上する。大規模な連続プロセスの効率的な実施のために，モジュール式アプローチは，スケールアップ時間を短縮し資本投資を最小限にすることが可能である。エボニックのビジネスライン・ヘルスケア部は，cGMP条件下で広範囲な温度と圧力で様々な反応条件に対応するモジュラー式連続パイロットプラント（MCP：Modular Continuous Pilot Plant）を設計し2019年に稼働予定である（図10）。

第 5 章　連続生産への様々な取り組み

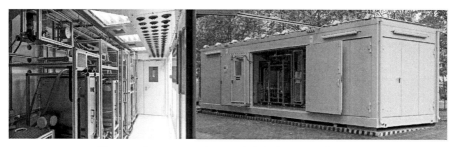

図10　エボニック・モジュラー式連続パイロットプラント

Reference

BENJAMIN F. HAEFNER, MICHAEL NONNENMACHER, JOCHEN BECKER, DAVID VOIGTLAENDER, TIM POHLMANN
Evonik Nutrition & Care GmbH

固形製剤とバイオ原薬の連続生産

2019 年 7 月 26 日　第 1 刷発行

監　　修　竹内洋文　　　　　　　　　　　　　(T1119)
発 行 者　辻　賢司
発 行 所　株式会社シーエムシー出版
　　　　　東京都千代田区神田錦町 1 － 17 － 1
　　　　　電話 03(3293)7066
　　　　　大阪市中央区内平野町 1 － 3 － 12
　　　　　電話 06(4794)8234
　　　　　https://www.cmcbooks.co.jp/
編集担当　井口　誠／為田直子

〔印刷　名鉄局印刷株式会社〕　　　　　　　© H. Takeuchi, 2019

本書は高額につき，買切商品です。返品はお断りいたします。
落丁・乱丁本はお取替えいたします。

本書の内容の一部あるいは全部を無断で複写(コピー)することは，法律で
認められた場合を除き，著作者および出版社の権利の侵害となります。

ISBN978-4-7813-1425-9　C3047　¥64000E